大道至簡

頤養天年

任建彬

二○一二年五月

序

路志正先生是首届"国医大师"。他幼承家学，长而从师，熟读医典，精勤不倦。从医七十余载，为人谦和，淡泊名利。待人真诚，视病如亲。年逾九旬，仍坚持临证，至今不辍，并承担大量教学、科研和保健任务，是中医药界的楷模。

路志正先生作为著名的脾胃病专家，经过长期临床研究，提出"百病皆由湿作祟"、"北方亦多湿论"，并出版专著《中医湿病证治学》，在业界引起广泛关注。路志正先生高度重视"上工治未病"，根据多年行医经验，总结出调理脾胃"持中央、运四旁、怡情志，调升降、顾润燥、纳化常"十八字诀指导临床，并认为善养生者少怒寡欲、善养脾胃、怡情悦志，佐以太极拳、八段锦等功法，自能心身康泰、健康长寿。《无病到天年》一书是根据路志正先生养生保健的心得整理而成的，把调理脾胃、防患未然的道理，用通俗易懂的语言奉献给广大读者，以期起到未病先防之用，其用心不可谓不善。

《内经》云："法于阴阳，知于术数，饮食有节，起居有常，不妄作劳，故能形与神俱，而尽终其天年，度百岁乃去。"我认为路志正先生养生心得《无病到天年》的出版，对繁荣中医药学术，交流养生保健经验，未病先防，摄生延年，必将起到很好的促进作用，是为序。

王国强

二〇一二年五月二十一日

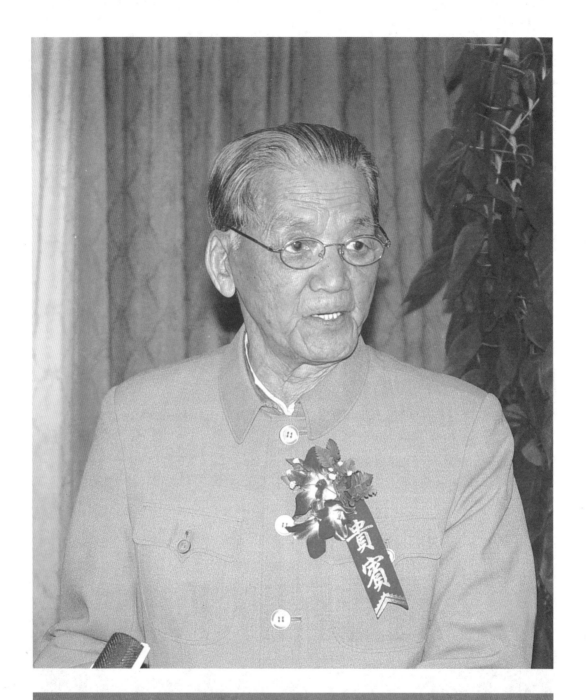

国医大师 路志正
九十二岁高龄的路老深得养生真法，面色红润，头发依然黑亮。

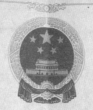

授予 路志正 同志：

国 医 大 师

荣誉称号

人力资源和社会保障部　　中华人民共和国卫生部　　国家中医药管理局

二〇〇九年五月

路志正 教授：

國 醫 楷 模

中华中医药学会
二〇一一年一月

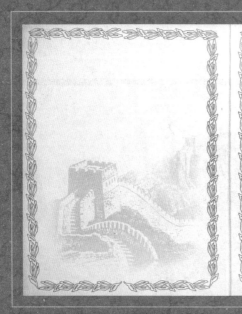

授予 路志正 同志:

中央保健工作
突出贡献者

中央保健委员会
2011年

证 书

授予 路志正 同志:

中华中医药学会终身成就奖

中华中医药学会
二〇〇九年六月

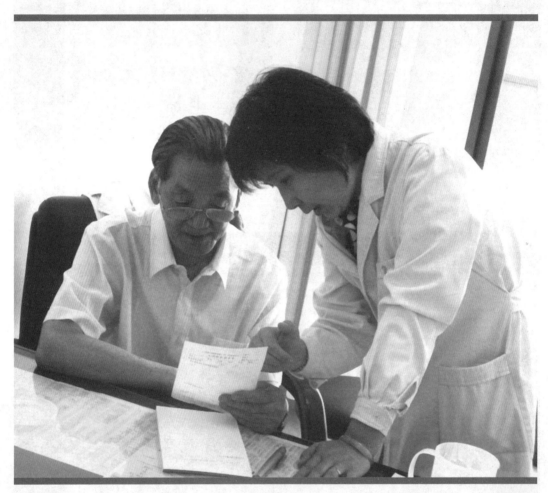

年逾九十仍坚持每周出诊

无病到天年

调理脾胃治百病真法

路志正 / 著

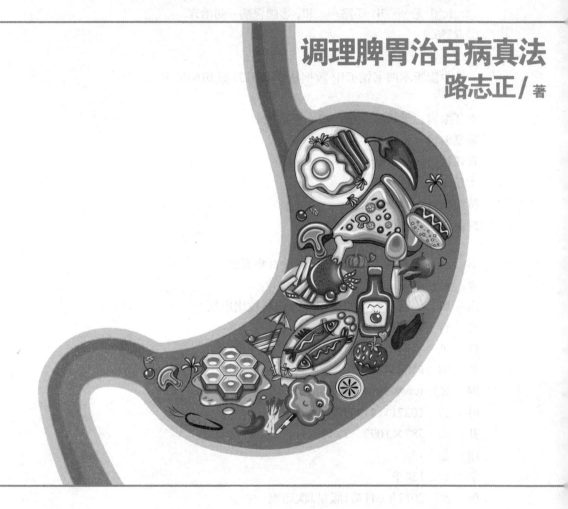

云南出版集团公司
云南科技出版社

图书在版编目（CIP）数据

无病到天年：调理脾胃治百病真法 ／ 路志正著．—
昆明：云南科技出版社，2012.2
ISBN 978-7-5416-5753-5

Ⅰ. ①无… Ⅱ. ①路… Ⅲ. ①脾胃病－防治Ⅳ.
① R256.3

中国版本图书馆 CIP 数据核字（2012）第 016030 号

责任编辑：王超超　杨　峻　杨志能
策划编辑：张　悦　陈旭光
责任校对：叶水金
责任印制：翟　苑
特约编辑：栗克玲
封面设计：嫁衣工舍

书　　名　无病到天年：调理脾胃治百病真法
著　　者　路志正
出　　版　云南出版集团公司　云南科技出版社
发　　行　云南科技出版社
社　　址　昆明市环城西路609号
邮　　编　650034
网　　址　www.ynkjph.com
电　　话　(0871) 4190973
开　　本　787×1092　1/16
印　　张　13
字　　数　150千
版　　次　2012年6月第1版第1次印刷
印　　刷　北京蓝空印刷厂
书　　号　ISBN 978-7-5416-5753-5
定　　价　32.90元

尊敬的读者：若您购买的我社图书存在印装质量问题，请与印刷厂联系调换。
联系电话：010-61531406

目录

目录

第一章

养生应该从何入手

上天有时候似乎亦有不公，有的人天生身体素质好，有的人从小就体弱多病。中医有"肾为先天之本"的说法，认为这些区别是由先天精血遗传所决定的。同时中医认为"脾胃为后天之本"，先天不足可以通过调理后天的脾胃来弥补。

先养脾胃，而不是急于补肾

上天有时候似乎是不公平的，有的人天生身体素质好，有的人从小就体弱多病。中医有"肾为先天之本"的说法，认为这些区别是由先天精血遗传所决定的。但上天却又是公平的，因为后天的生活环境与习惯可以弥补先天不足的缺陷。同时中医认为"脾胃为后天之本"，先天不足可以通过调理后天的脾胃来弥补，所以有"以后天补先天"之说。因此我们看一个人30多岁以后的身体差异状况，基本上是由他自己的生活习惯造成的。

我们的身体禀受父母的精血，出生之后，一个人身体的先天素质就已经决定了。肾为先天之本，就是指受自先天的元精。同时，您的肾中精气是否充足，也会决定孩子的先天素质。但是先天因素只是决定身体素质的条件之一，您身体的实际健康情况，看的还是后天的调养。就像一个水缸，缸的大小决定了能装多少水，这是先天因素；而水缸里实际装了多少水，看的就是后天因素了。后天的生活方式及环境可以改变先天基因的序列，所以中医也讲"补养后天来资助先天"。

去年的时候，一个患有变异性哮喘的4岁小男孩问我："爷爷，我能跑得像刘翔那么快吗？"我告诉他："能啊，只要你勇敢坚强，不挑食，长大以后就能跑得像刘翔那样快。"这句话并不是安慰他的，其实天地生养万物，待人最厚，人体包含着无限的可能性。从先天的角度来说，每个人跑步速度的极限都是很高的，大多数人都能跑得跟刘翔一样快。但是实际能跑多快，就得看后天的训练了。当然，先天素质越好，训练的效果就越明显。

先天因素决定了一个人寿命的极限，所以称为"天年"。人的天年一般能达到120岁而不衰，只是现实中很少有人能活到"天年"，因为一个人的实际寿命更主要是由后天因素所决定的，而后天的关键就在于脾胃，在于个人饮食有节，生活规律。

上天给了人很长的"天年"，这是上天和父母的恩赐。我们要知道珍惜，才能无灾无病活到"天年"。现在，我们很多人不知道珍惜身体，年轻时似乎也看不到有什么不适的反应，是因为我们的身体正处在蓬勃旺盛的时期，但是30多岁以后，人近中年，不良生活习惯的影响就逐渐显露出来了。

就说古代的武状元和现代的运动员，他们魁伟强健、精力充沛，可以说是先天素质比较好的人了，但是他们的平均寿命都偏短。生卒年有史可稽的武状元，平均寿命只有60多岁，比手无缚鸡之力的文状元低很多。而现代运动员的平均寿命更短，甚至已经低于普通人的平均寿命。

为什么先天素质优越的人寿命反而不如常人呢？《道德经》中的一句话很好地解释了这一点："物壮则老，谓之不道，不道早已。"说的就是精力不可过度用尽，极则必反的道理。事物过分强壮了就会走向反面，过分恃强好胜，不知爱护体力精力，不合养生之道，结果就会出现问题。

　　现代运动员的体能训练，包括很多人平时锻炼身体的方法，大多建立在超负荷的基础之上。他们运动量大，消耗的能量物质多，身体正常的恢复和补充能量的能力供应不上。在过度消耗之后，我们的身体出于一种补偿机制，会让身体的某些部位得到超量恢复，这跟会哭的孩子有糖吃的道理是一样的。某个部位消耗过度了，受损伤了，就开始向身体母亲喊委屈，身体就调动元气，让这个部位得到超量的补充。但是我们身体的恢复能力也是有限的，不可能无休无止地满足超量恢复，这种锻炼方式通过身体的补偿机制，让肌肉发达了，让肺活量增加了，让心肌增强了，但是在这种超量恢复的过程中，脾胃这个为身体补益元气的后天之本被损伤了，人就会元气不足了。

　　元气是人体生命活动的源动力，也是人体最基本、最重要的精微物质。它由先天精血所化生，依靠后天水谷精气的不断补充培育，才能发挥正常的生理作用。脾胃如果受到了损伤，那么元气就得不到水谷精气的补充，这样"以后天资助先天"的基本生理活动就出现了问题，长期下来，身体健康怎么能不出问题？所以中医说："存得一分胃气，便留一分生机。"平日我们的身体一旦出现什么问题，首先就会在胃口上反映出来。不管是伤风感冒、头痛小疾，还是患上重病，身体一旦不舒服，食欲就会下降。我们看一个病人是否彻底恢复健康，也可以看他的脾胃功能是否恢复，如果胃口开，吃饭香，就说明他基本痊愈了。这是因为脾胃在五行方位上居于中央，其作用就像大地一样，可以生养万物，所以中医认为脾胃是气血生化之源。

反之，身体其他部位产生病变，也会影响到脾胃。在旧社会，有一个让现代人听来发笑的习俗，那个时候，准女婿第一次上门，先要考验的就是饭量。能吃饭说明他身体没毛病，能干活，女儿嫁过去就不会吃苦受累。

如果脾胃出现了问题，五脏六腑、四肢百骸也必定会受到影响。脾胃是人体从外界摄取营养物质的源泉地，我们身体其他部位需要的物质和能量，都需要通过脾胃消化腐熟水谷而产生。而且，我们服用的药物，也是需要脾胃来吸收的，如果脾胃不好，补品和药物吃了也不能很好地被吸收，那再好的补品和药物也没有意义了。

脾胃健旺，自然后天营养充足，体力好，免疫力强，即使生点小病也好得快，这就是"四季脾旺不受邪"的道理。因为脾胃健旺，元气就会充足，病邪就不容易入侵身体。所以说，脾胃是无病到"天年"的关键，也是我们养生的入手之处。

看到我们的身体，不只看到疾病

庄子在《养生主》的开篇说："吾生也有涯，而知也无涯。以有涯随无涯，殆已！"讲的既是做学问的道理，也是养生的道理。现代社会信息发达，各种各样的知识铺天盖地而来，学习的时候，应有计划地选择，不宜盲目追逐无穷无尽的新事物、新概念，那样只会让你陷入混乱，无法真正地提高自己。

治病也是这样。现在每年都会出现几十个新病种，旧的疾病也会发生新的变化，国家食品和药品监督管理局每年审批通过的新药也有相当的品种，但是药品研制的速度依然赶不上病毒变异的速度。这就是以有限的研发力量，去追逐无限的新疾病。

前几天有一个医生感慨地说："要是有一种能够自动研发新药的机器就好了，出现一种新病毒，马上能研制出一种新药。"这种幻想中的机器能否成为现实呢？

其实这样的机器早就出现了，那就是人体。例如抑制病毒用的干扰素，最初就是从人体的淋巴母细胞和白细胞中提取的。病毒入侵人体，人体就自然产生出抗病毒的物质。天地生人的时候，就已经让人体成为一个包含检测、研发和制造等诸多功能的制药厂了。

人体研发药品的时候，我们的身体需要医生做什么呢？那就是提供原材料、畅通渠道、清理产生的垃圾，这样就够了。越俎代庖的治疗方式，事倍功半不说，还会损害人体这个天然制药厂的生产积极性。

当然，人体这个大制药厂，有时候也会失调，这个时候医生怎么办？经济学中有一个术语说得很好，那就是"宏观调控"。不是直接干涉，而是通过调节外部环境和内部环境，畅通气机，消除痹阻，让人体自然恢复驱邪除病的功能。这种方法最大的优点是什么？那就是省力。这里存在一个杠杆效应，可以四两拨千斤，你只要用很少的力，就可以收到很大的功效。同时，它也不会破坏人体自身的机能，所以副作用和后遗症都很少。

　　2003 年 SARS 流行时，我们也曾提出过类似的观点。吕炳奎先生以我、焦树德等几位老中医的名义写信给温总理，希望发挥中医的作用，抗击 SARS。5 月 8 日下午，吴仪副总理与在京的知名中医药专家举行了座谈会。当时我坐在右边第一位，我很激动，发言说："单靠西药治疗'非典'是片面的，一定要中医直接参与防治'非典'，中医要在防治'非典'的第一线，根据病人的情况，诊断、立法、处方，方能收效。"后来广东省中医院将中医药防治"非典"的经验推广到了香港，受到了世界卫生组织的高度赞扬，证明了中医参与新病种防治的必要性。

　　为什么这么说呢？因为中医药针对的目标从来不是单纯的疾病，不仅仅是病毒，更重要的是人体综合抗病的免疫力。医生要做的事情，就是做好宏观调控，既看到直接引起疾病的病因、病证，又要看到机体的综合抗病能力，既看到局部又看到整体，既强调驱邪又强调扶正。

　　再比如 2007 年冬天，一个东北的小孩子持续发烧，当地的西医院用了大量的抗生素，烧也没退下来。又做了大量的检查，结果一直诊断不出是什么病，医院就怀疑是血液病。家长急了，就带着儿子到北京三芝堂求治。我们只用了三剂健脾祛湿的药，高烧就退了。众人啧啧称奇，都问是怎么治好的，孩子到底得的是什么病？

　　其实我看的不是这孩子的病，而是他脾虚湿阻的内环境。我国现在的家庭，大多只有一个子女，从小娇生惯养，饮食偏嗜，又贪食冷饮，脾阳受损，湿气淤积体内。冬天的时候，受到风寒外邪的入侵，就容易发高热。你说孩子体内有病毒么？有细菌么？当然有，但是如果不调节改善患者自身内环境的平衡，不能发挥机体自身的主观能动性，就不可能收到很好的治疗效果，用抗生素也不会收到预期的效果。我一看孩子舌体胖大，舌质暗紫，舌苔多且黏腻滑润，再一把脉，就判断出他的病机在于脾阳受损，湿浊内盛，用了健脾祛湿的药，自然效果很好。对于这种发烧，吃点芳香化湿之类健脾祛湿的药物，就可收到较好的效果。

其实，有经验的农民都知道在橘园行间种植一些藿香，能够防止螨虫害。藿香并不直接杀死害螨，但是却能为螨虫的天敌长期提供食料和生息场所，增加橘园害螨天敌的数量，从而抑制螨虫为害。

中医治疗"非典"的方法也是如此，按照《黄帝内经》的说法就是"无问其病，以平为期"，关注的是人体自身小环境的阴阳平衡，以及这个小环境与自然界大环境之间的协调。

盲目用药，治病变成了致病

现代不少中医在诊疗的过程中，经常可以发现一个现象：病人普遍已经吃了不少清热解毒的中药或是西药抗菌素，病情有没有改善暂且不论，但是他们的脾胃往往被药物所伤。

古话说："良药苦口利于病，忠言逆耳利于行。"在中医区分的辛、甘、酸、苦、咸五味中，药品的味道为什么都偏苦呢？其实，我们的身体在很多时候都可以本能地选择自身需要的东西。当身体的元气或者气血津液失去平衡的时候，它能通过对不同口味食物的偏好而自动调节，例如饿了就会喜欢偏甜的食物，酒醉了会喜欢偏酸的食物，这就是身体的智慧。苦味则是我们的身体最排斥的口味，因为人体在长期进化过程形成了口味偏好，对于苦味物品的判断就是：这是不适合食用的东西。但是当人体处于疾病状态时，就会对苦味的味觉有所变化或感觉不到那么苦。

药物入口，首先进入胃。中医说"是药三分毒"，这个毒指的是中药药物寒热性质的偏颇，正是因为这种寒热偏颇的药性，才能用来调节纠正我们人体阴阳偏盛偏衰的疾病。但是用之不当，用之过久，用时不考虑脾胃功能的健全与否，反而会产生一些副作用，损伤脾胃，不利于慢性疾病的长期治疗。所以医生在开药的时候，一般都会嘱咐病人在饭后吃药，就是为了减少药品对于脾胃的伤害。中药虽然药性平和、毒副作用较小，但其中一些性寒、味苦的中药，如果长期服用，也容易伤及脾胃。而西药中的抗生素类药品是最伤脾胃的。

服药损伤了脾胃，又进一步引发其他毛病；而脾胃功能不好，又会使药品无法吸收。所以说，在治疗其他脏腑的疾病时，也要时刻注意调理脾胃。

就以急性肝炎为例，急性肝炎为常见病和多发病之一，急性肝炎，很多都是由于湿热蕴结在脾胃，阻碍了肝胆正常的升降功能而造成的。很多医生一看到"肝炎"的"炎"字由两个

"火"字组成，就只看到火热为患的一面，使用大剂量的苦寒药，忽视了人体作为一个整体，各腑脏之间的阴阳平衡和升降出入。结果就是病人的病情没有起色，甚至药后病情加重的也不乏其人。

1982年的时候，我接诊过一位张姓急性肝炎病人，就是属于这种情况。他是某广播学院的教授，当时51岁。11月初，感到肝区疼痛，全身乏力，同时一直腹泻。他怀疑自己的肝部出现了问题，就到某医院去化验肝功能，被确诊为急性肝炎。那个医院的医生袭于惯例，加上病情急，就使用了大剂量的苦寒和香燥药剂，结果病情反而转重。急性肝炎既然是"湿热"所致，那么就用苦寒的药降火，用香燥的药去湿，本是正治，为什么会出现不良的副作用呢？其根本原因就是忽视了中医说的"苦寒化燥，败胃"，忽视了调节气机的升降出入和阴阳平衡。

所谓升降，正如我们看太阳的运行，有日升日降，有日出日落，形成一个循环，从而生生不息；再看水的循环，也是有水蒸气的上升和雨雪冰雹的降落。人体也是一个小宇宙，也有升降出入。在人体的腑脏之中，也是一升一降的组合，肝、脾主升发，胃、肠主通降，这四个脏器是人体气机升降的关键。

在五行中，肝属木，在季节为春。肝的生理机能就像春天的树木一样，经历一个冬天的收藏，刚刚开始生长。它的生长方向是向上的，由低而升，树木枝条的生长是向外发散的，枝条之间，越是疏朗越能吸收更多的阳光。所以中医说，肝的生理特性就是"主升发","喜条达";从功能方面说就是"肝主疏泄"。苦寒药虽然可以清热、燥湿，但是大量使用，那就像是早春之后突然来一个大降温，完全遏制了肝脏的升发特性和疏泄功能。

前面也提到了，苦寒药是影响脾胃功能的。脾胃在五行中属土，肝属木，树木也要从土壤中摄取营养，所以脾胃功能的损伤，非常不利于肝功能的恢复，所以中医说，知肝之病，当先实脾。

这位病人11月中旬到广安门医院求诊时就是这种情况，右胁胀痛，腹胀便稀，食欲不振，倦怠乏力。小便量少色黄，情志抑郁，烦躁易怒。晚上睡不安稳，经常噩梦纷纭。看起来形体肥胖，但两目无神，舌质黯红，苔薄腻微黄。这就是肝郁脾虚、湿热中阻的症状了。

治疗的要点就是兼顾肝和脾的特性，恢复它们各自的功能。所以在开处方的时候，首先就是用藿香、苍术、白蔻仁这三味药的芳香之品化解湿浊，先让脾土恢复生机；再用茵陈、车前草、茯苓、薏仁等甘淡的中药渗湿，让水湿能够被脾土吸收代谢，向下渗泄排出；再用郁金、山栀、橘叶三味药舒肝解郁，清除肝经中郁积的邪热。整个药方，没有大量使用苦寒、香燥的药品，因而不会伤及肝脏，也不会损害脾土的功能，却能消除急性肝炎的湿热、病毒，让肝气疏通，使脾的运化功能健全，从而让肝和脾开始良性循环。

病人用药5剂之后复诊，肝区胀痛减轻，饮食增加，晚上睡得也安稳了，除了肝病本身之外的其他病症都消除了，那么接下来就是专注治疗肝炎。当然，在这个过程中，依然要注意脾胃的枢纽作用。随后根据病人逐渐康复的身体情况，稍微改变剂量，病人服了21剂之后再去化验肝功能，已经完全恢复正常，其他的症状也全部消失了。

人体是一个有机的整体，各腑脏之间有生有克，有升有降，有出有入，达成一个完美的平衡，人体才会健康活泼。中医治疗讲究的是整体概念，人体又可比喻成一个生态圈，例如出现了病虫害，首先想到的不是合成毒药来杀灭害虫，而是从整个生态圈来考虑，看能不能从害虫的天敌入手，能不能从害虫的食物链入手，恢复整个生态圈的平衡。而脾胃就处于这个生态圈的核心枢纽地位。

疑难病，先用调理脾胃的茶饮秘方

脾胃是后天之本，是消化吸收的场所。现在很多人说"缺什么，吃什么"，例如很多人都说自己缺钙，然后吃补钙的药品或食物。可是不能忽视了脾胃纳化的作用。胃主纳，脾主化，人体缺什么的关键，在于您脾胃功能的消化和吸收。若胃不能吸收，你吃再多也无益。就以钙而言，食物中的钙元素是充足的，问题在于脾胃能否很好地吸收利用。

人体失去了平衡，我们需要通过药物让人体恢复正常，而药物也需要通过脾胃才能进入人体发挥作用。如果脾胃虚弱，不胜药物，那么吃什么都没用。人体对抗疾病，要靠自身的抵抗力和免疫力，如同作战一样，后方要向前方输送各种各样的军需物资，才能帮助前方打胜仗，脾胃向身体各个器官输送各种各样的营养物质，身体的其他机能才能正常运转，为我们的健康发挥效用。

调理脾胃最关键的是调理脾胃的气机升降。中医认为脾主升，胃主降。升，指经过消化吸收的各种营养物质，通过脾的功能向上，向全身输出，才能使周身各处得到营养的补给，换句话说，又可称之为脾主升清。降，指胃肠由上而下的蠕动作用。通过这种蠕动作用，帮助消化吸收，最终将消化物的残渣作为粪便排出体外，也可称之为降浊。这种向上输送精微向下排出废浊的相辅相成的相反作用，是维持人体生命活动的最基本形式。但是这种基本的上下运动形式，由于长期自身饮食不节，或精神因素，或神经系统的失调，或各种疾病的影响，最容易受到损伤而停滞不动，表现有胃中堵闷，食欲下降，胃中饱满，呃逆，恶心，腹胀，腹痛，排便困难。久而久之就会身体消瘦，疲乏无力，面色萎黄，言语无力。这样的功能性障碍，不仅会使得脾胃脏器受损，还会进一步诱发其他脏腑疾病。

因此各种虚弱的病症，并不能单纯进食补药，因为我们的目的不能仅仅针对身体虚弱，缺什么补什么，关键是如何恢复脾胃正常的升降运动功能，消除影响升降功能的各种因素，恢复脾胃生产精微，排泄废浊的作用。如同一个家庭，父母期望子女能考上一所理想的大学，不惜投资，创造各种学习条件，但是子女自身缺乏主观能动性的话，即便提供再优越的条件，也很难有良好的效果，治疗也是这个道理。

很多疑难病，由于迁延日久，影响到人体各个脏器，症状繁多，治疗的时候互相牵制无从下手；另一种，无论你如何作检查，各项指标都正常，都表明没病，但是身体就是不舒服。这两类疾病，都可以从调理脾胃入手。这就是"诸病不愈，必寻到脾胃之中"的道理。

前几天有一位河南籍的病人，专程来看病。他面色晦暗、青黄少泽、形体消瘦、双目无神，一看就是重病。我仔细询问病史，这位病人说："1989年的时候，因流行性出血热引发肾功能疾病，以后一直贫血；2008年秋，患了一次感冒，咳嗽，经治疗后，感冒和咳嗽的症状缓解了，但是出现了现在的症状。"我就问他："吃饭怎么样？晚上梦多吗？"他说："吃饭一直不好，右胁部胀满，口苦，舌苔薄腻，脉沉弦，晚上不只失眠多梦，还尿频。"我又看了他的舌体，略胖，表明脾阳虚衰；质暗，表明胃气停滞挟有瘀热之象。所以我又问他："是不是得过胃病。"他说："以前做过胃镜，有慢性浅表性胃炎、十二指肠溃疡、返流性食道炎。"

他的这个病，从发病原因来说，是先由肝郁气滞，横逆犯胃久则虚实兼见，寒热夹杂，平日急躁易怒，思想压力大。我先让我的两个学生讲治疗的思路，孰轻孰重，孰先孰后。在我的学生们思考后，我在处方上写下"疏肝和胃，运脾益肾"八个字作为治疗原则。病人的病情确实复杂，但是治疗的方法，讲究一个驭繁就简。就像我前面讲的一样，疑难病要先调脾胃，调脾胃要先调升降。考虑到病人病程较长，吃药的话，他的脾胃很难吸收，所以在处方之外，还给他开了茶饮方：生晒参5克、黄精6克、炒薏苡仁15克、玉米须10克、谷麦芽各10克、佛手6克、枸杞6克，水煎当茶，二日一剂，温水慢饮，这样的饮用方式可使药物持久而缓和地起作用，对于不少疾病尤其是慢性病症有较理想的效果。

后来回访的时候，病人也反映茶饮味道很好，像是喝大麦茶，其实是因为这个茶饮方照顾到了他的脾胃，自然也就符合了他的口味，他的症状也就减轻了很多。

这个茶饮对一些老年人和身体虚弱，胃口长期没有恢复者，亦可试用。但应请当地医师审酌再用为宜。

癌症并不可怕，治癌症应立足于人

很多时候我们的身体不是被病魔击败的，而是被自己的恐惧击败的。就像"绝症"这个词语，一听就让人毛骨悚然，没病的人也会被吓出病来。

随着生活水平的提高，人们对健康管理的意识也提高了，比如说作身体检查，某一个指标高了，他就来问我："我这项指标高是什么意思？"定期检查是好的，但是千万不要因为某一个指标高就紧张起来。任何一种疾病，都是一组症状、一组数据，它不是单纯一项指标高或者低就能确诊的。中医看一个病的时候，也是一组症状，不能一看人打喷嚏就说是感冒，要知道不感冒也可能打喷嚏。

　　我们曾碰到一个病人，有肾囊肿。不知道的时候他还好，一听得了肾囊肿，紧跟着就瘦了十斤。我就跟他说："你这个肾囊肿，如果你心情放松配合治疗，病情就会改善；如果你心理负担太重，用不了三个月就麻烦了。"他连说："您说得对。"精神放松了，到现在都好好的，没什么事。因此，我们也经常对病人说，对于疾病，在饮食起居方面要重视它，在精神方面要自我调节好，如果太紧张了，反而会加重病情，对治疗与恢复非常不利。

　　对于癌症，最好的医生就是自己，其次是家人。到了现在，还是有很多癌症患者的家属希望医生对病人隐瞒病情，甚至不惜以延误治疗为代价。这说明癌症患者和家属都被"癌症"这两个字吓坏了，其实没必要这样。很多人的身体内都产生过前癌细胞，只是被人体的免疫系统消灭了。

　　医学家曾在日内瓦对280个并非死于肿瘤的尸体进行解剖，发现这些平均年龄75岁的死亡老人中，48%的尸体内都有恶性肿瘤，但他们生前没有任何肿瘤临床表现。而且人的年龄越大，癌症的恶性程度越低，给人带来的痛苦也相对轻得多。

　　对于这些老人来说，有没有肿瘤，对他们的生活质量影响并不大。所以我们治疗癌症的原则就是"以人为本，积极治疗，放松心态，带瘤延年"。我们要把眼光放开，不要老盯着自己身体内的小疙瘩念念不忘。我经常这样宽慰病人："体内有个肿瘤又怎么了？人活着就是要管理好吃喝拉撒睡，你只要吃好睡好，开开心心的，心情好，精神好，使机体充分发挥自身的免疫力，对治疗非常有利。"当然作为医生，选择手术切除还是保守治疗，还是要服从病人和家属的意愿。现在很多病人手术后选择中医扶正的方法，减少了很多放化疗带来的不良反应，延长了生命。

我去年治疗过一个膀胱癌病人武某，48岁，2005年发现的膀胱癌，当时进行了切除手术。2009年复发，7月再次手术，并准备进行化疗。

初诊时他尿血严重，肉眼就能看到，活动后尤其明显，尿频，口黏，口干欲饮，咽中有痰，面色萎黄，没有光彩，舌体稍胖，舌质暗红，苔厚根黄腻。

很多癌症病人来这儿治疗的时候，都已用过放化疗，吃了中西药物无数，正气受伐严重。就像放火烧寄生在树木身上的藤蔓，寄生藤不一定烧断根，树木的正气却肯定受到了伤害。因为如此，美国肿瘤协会不提倡60岁以上恶性肿瘤患者做放化疗。因为对于他们来说，放化疗对身体造成的伤害，并不比癌细胞的伤害低。

这个病人虽以尿血为主症状，但是肾与膀胱是对应的表里关系。五行中，肾属水，肺属金，金能生水，所以肺又是肾流源头。他的舌体稍胖，舌质暗红，苔厚根黄腻，这说明他长期脾虚，内有湿热。湿热下注到膀胱，长期得不到化解，结果就造成了癌变。

治疗大法就是肃肺益气，健脾祛湿，清热凉血。除了处方药之外，我还给他开了一个茶饮方，两天一剂，可以根据自己每天的饮水量，加适量的水煎煮成茶汤，随时饮用。

病人服用14剂后复诊，血尿的主症状已经消失，只是有时排尿不够爽利，总感觉没排干净。饭量也开始增加，体质开始好转。之后我加大解毒抗癌的力度。上个月随访时，病人家属说症状已经基本得到了控制，病人生活质量明显提高。

癌症的得病原因是机体的正气亏虚，加上感受外邪或脏腑功能紊乱，气机失常，继而导致气滞、血瘀、湿聚、痰凝、癌毒等相互胶结。我们首先要关注的就是我们身体正气的虚弱，其中以脾虚最为关键，脾虚导致的恶性肿瘤也最为常见。所以，首先要调理脾胃，扶助正气，提高自身免疫功能以清除癌变细胞，不能简单地使用药理研究有抗癌作用的药物。要知道猛烈攻削会产生一定的副作用，损伤机体自身的抵抗力，使免疫功能降低，特别是败坏脾胃功能，胃气一败，诸药难施，使病情更复杂危重。

肺、胃癌症病人可以常服这个茶饮方：西洋参6克、天冬8克、生薏仁15克、生谷芽6克、荷叶（后下）5克、半枝莲10克。把除了荷叶之外的药材用冷水浸泡半小时，加水至500毫升，煮沸10分钟，放入荷叶，继续煮10分钟，滤汁；再加入500毫升水，煮沸20分钟，滤汁，把两道汁液混合后存入暖瓶内，不分次数，想喝水时拿药液当茶喝。

病久脾胃虚弱的病人，可以吃点扁豆红枣粳米粥。用党参6克、山药20克、扁豆20克、红枣3枚、粳米100克，加水熬粥，每天吃3次，一次100克左右。

这两个方子，在服用前最好请当地中医审定修改。

中医治疗癌症始终重视患者自身体内环境的平衡，而不是单一地大剂量使用抗肿瘤药物。重视自我调养，扶助正气，提高机体的抗癌能力，提高生活质量，减少复发，带瘤延年。留得一分正气，就存得一分生机。

每天的养生课，让你增寿几十年

每天的养生课，咱们就说从早上说起。

早上一起床，先梳头。左边鬓角、右边鬓角，各梳五十下；头顶和后枕，也是五十下。用的就是普通的桃木梳子。我给好多人推荐过梳头养生的方法，人家就问我："您自己梳头效果这么好，有什么特别的手法么？具体是每天多少下？什么部位？用什么材料的梳子？"

其实也没有这么多讲究，重要的是整体锻炼的过程，要求的是一个坚持。我原来有一个病人，他一直打简化太极。后来他病了，就不打了。我就问他为什么不打了。他说得了心脏病，打太极的时候有一个下蹲的动作做不了。我就告诉他，太极拳也没那么多条条框框的，不一定非得把那个动作做得特别标准，不能下蹲就站着也行，但是你要坚持天天做，做的时候形神合一。

梳头也是如此，梳头时的凝神静意，比梳头时的动作如何更加重要。时间也是可长可短，甚至每天只是梳1分钟也行，但是一定要每天做。

然后就是按摩颈部，因为要出门锻炼，所以先要把脖子搓热。

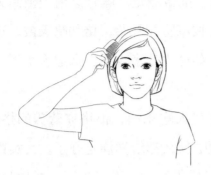
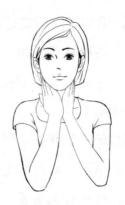

　　我早上的散步时间相对较短，一般不超过40分钟，散步后再做一套八段锦，然后回来吃饭，吃完饭就可以工作了。

　　下午我要稍稍睡一个午觉，起来后一般就是读书，到五六点钟的时候出去，散散步。有时也可能需要买点什么东西，这个时间一般也就是三十到四十分钟，就回来吃晚饭。

　　晚饭后，就是看新闻。看完新闻，就喝一点茶，然后再去散步。这次散步时间相对会长一点，比如一个小时，同时也做做八段锦。散步回来后就开始洗漱了。

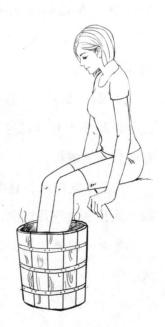

　　先是浴足，浴足时逐渐往里头加热水，一定要把脚泡热。现在很多人都喜欢洗淋浴，一下就都洗完了，这个与浴足是两码事。浴足非常重要，对大脑的减压，对情绪的稳定都有好处。浴足一般是四十分钟，但要注意水温、保暖。

洗漱完了之后就是梳头，准备睡觉。睡觉之前先坐到床上按摩，按摩从头开始，其次按摩脸，耳朵，诸如鸣天鼓。这些做完了之后，就是摩腹，比如这边是多少下、那边多少下，然后就休息了。

还有一个就是吃饭。现代人吃东西，很讲究营养的搭配，尤其是小孩，有的书连每顿吃什么都给你规定好了。其实饮食有节，比吃什么更重要。节是节律，一天三顿饭，要按时吃。节也是节制，就是吃饭必须有节制，不要看着不好吃的就不吃、少吃，也不要因为喜欢就吃得太饱。一般以八分饱为度，用《内经》的原话说就是："美其食，任其服，乐其俗，高下不相慕。"当然，凉的、辣的、刺激性的东西，我吃得比较少，也尽量吃容易消化的东西。

早饭我吃得比较简单，一般以青菜为主，有时也吃点胡萝卜、黄瓜或者木耳。也吃一点豆包、馒头、花卷或者面包，然后喝半碗粥，半碗牛奶加咖啡，吃几口家里泡制的生姜。

蔬菜的做法，一般尽量是原汁原味的调拌，但不吃凉的，比如说胡萝卜我要把它烫熟，黄瓜在锅里炝一下，要保证原营养成分不被破坏。

我喜欢吃白菜、豆腐这类清淡的食品，午饭一般有鱼有肉。每一顿我都会吃几口肉，但是吃得不多，主要还是蔬菜。

晚饭一般粥比较多，然后再吃一点面食，比如说发糕、馒头这些。

饮食方面，也需要根据自己的身体调节。例如我不吃坚果，因为高龄人牙齿变弱；从体质上说，瘦人多火，所以这种燥热的食品我一般不吃。

年龄大了，一般消化能力大多下降，尽量避开过寒过热的食物，避免对胃的刺激，保护好这个后天之本。比如梨，就可以削皮后切成块，去梨核，放一点姜丝，开锅以后放在锅里蒸，差不多蒸3～5分钟，就可以拿出来吃了，这样做，梨的脆味还保留着，但是却去了梨的寒性。其他水果比如说苹果、橙子，一般就是做成果酱吃。生的水果我也吃一点儿，尤其是觉得这两天有点上火，就吃点生水果，一定要根据四季冷暖及体内寒热变化而定。

其实养生最重要的是养心，就是心情要舒畅，一个人心情不舒畅，你做什么都没用。每天坚持深呼吸，做适当的运动，找到合适自己调解心情的方法，因为你只要能入静了，就可以调整心身，形神俱养。

还有另外一个方法，你可以读一些老子、庄子的书，不一定要从里面学什么，只要读进去，就能怡养心神。也可以听轻音乐，不建议听打击乐，多听比较慢的音乐，比如说我国古典音乐，民族音乐，如古筝，古琴，二胡等，具有轻松愉快，身心和谐之妙，如高山流水，曲高幽雅，让你感觉身心愉悦。如果是节奏快的音乐，建议你把声音调到非常低，低到什么程度呢？低到你一定要特别专心才能听见它，这种音乐也能帮你入静。当然你要听比较慢的音乐更好。

第二章

没有病却总是浑身难受

　　现代人的饮食习惯发生了巨大改变，而现代人的工作强度和精神压力也增加了很多，人体一时还适应不了这样的变化。饮食不节、过度劳累或者过度安逸、精神情志的变化或者过度沉溺于某种情绪中，都会导致内伤。

现代人的"内伤"怎么来，怎么去

现代人说起生病的原因，往往归结为细菌病毒感染，很多产品的广告中，也用杀灭细菌作为卖点。这种看法有没有错呢？说起来也没错。但是我们说生病的原因，不能光从外因来说。例如流行性感冒，大家一起生病，主要原因可以说是感冒病毒入侵体内，中医来说就是"天行、疫疠"，但是很多时候，为什么有的人被感染了，而其他人却好好的呢？这就与人体自身体质的强弱有关，也就是中医说的"正气存内，邪不可干"。

我们找病因，主要目的是为了治疗，找到了主要原因才能找到合适的治疗方法。西医看来，生病就是有致病微生物，细菌病毒等，治疗方法呢，自然是杀灭细菌，消除病毒。但是如果滥用过多的抗生素，就会破坏体内菌群的平衡关系。其实在我们的生活环境里，到处都有细菌。细菌是我们这个星球上最早生存的生物之一，已有数十亿年的历史，是所有生物中数量最多的一类。现在的很多细菌，也已经在这个星球上存活了几百万年，他们有很强的变异能力，所以杀细菌出现"野火烧不尽，春风吹又生"的情况，自然也就不奇怪了。

最好的办法是什么呢？就是调理身体。每个人体内都有大肠杆菌，40%以上的人携带肺炎克雷伯氏菌。大多数时候，我们的人体都与这些细菌和平相处，以后估计也会继续下去。这就是《黄帝内经》中说的"与万物沉浮于生长之门"，也就是人与其他生物一起生长，一起演进，并不互相为害。治病的时候，既要考虑到抗菌抗病毒，同时又要重视调节人体自身的免疫力，所谓"扶正即可去邪"。还要区分病人是内伤还是外感，才能找到最合适的治疗方法。

为什么说现代人生病的病因主要是内伤呢？这是因为现代人的饮食习惯发生了巨大改变，而现代人的工作强度和精神压力也增加了很多，人体一时还适应不了这样的变化。《黄帝内经》把人体致病的原因分为两类：一类是外在因素的影响，例如四时天气的变化，细菌、病毒等外邪的侵入；另一类是内在因素的影响，饮食不节、过度劳累或过度安逸、精神情志的变化或者过度沉溺于某种情绪中，都会导致内伤。

医生在诊治某位病人的时候，也要结合时代的变迁来具体对待。医圣张仲景生活在东汉末年，正值瘟疫流行，疾病以外感为主，所以其《伤寒论》中记载的药方，以治疗外感为主；金代医家李东垣生活在战乱频发的时代，他看到的病人，很多都是由于长期食不充饥、衣不蔽体造成的，以内伤为主，所以著书《脾胃论》，强调滋补脾胃对人体的重要。

现代人不愁吃不饱穿不暖，为什么还是容易内伤呢？原因与李东垣时代刚好相反：古代人是吃得太差，营养不足，现代人吃得太好了，整天吃鱼肉和各类甜腻的食品；古代是过劳伤脾，现代人则是上下楼乘电梯，出门有汽车代步，久逸伤脾。所以说养生一定要讲究一个适度，吃太差了不行，吃太好了也不行；太劳累不行，太安逸了也不行。

脏腑系统与平衡关系

和西医的"西"字相对，很多人以为中医的"中"字，就是"中国"的意思，其实并不全是这样，中国儒家文化讲究的就是"中庸"，所谓"不偏不倚谓之中"。中医治疗的目的就是通过调节，保持人体的中和，"不偏之谓中"，人体离开了中道就是偏，就是生病了。中医的"中"字，反映的是从《周易》得来的一种动态平衡观。

中医和西医的另一大区别在于怎样看待人体。西医将人体划分为消化、生殖、心血管等九大系统。而中医将人体归为五行系统，通常我们称为：心、肝、脾、肺、肾五大脏器系统。

五行系统归类表

脏	肝	心	脾	肺	肾
腑	胆	小肠	胃	大肠	膀胱
方位	东	南	中央	西	北
季节	春	夏	长夏	秋	冬
气候	风	热	湿	燥	寒
生化	生	长	化	收	藏
味	酸	苦	甘	辛	咸
色	青	赤	黄	白	黑
窍	目	舌	口	鼻	耳
体	筋	脉	肉	皮毛	骨
志	怒	喜	思	悲	恐
华	爪	面	唇	毛	发

要理解中医的体系，我们必须先把中医的五行系统一次性讲清楚。首先，中医讲五脏六腑，除了三焦这一腑之外，其中有五脏五腑是互为表里的：肝与胆，心与小肠，脾与胃，肺与大肠，肾与膀胱。这是说它们同为一个系统，主持着这个系统的升降、运化等功能。

譬如脾胃系统，主要的联系是四肢，多多锻炼，四体强健对脾胃的消化、吸收功能就会有很好的效果。再如肝胆系统，在我们发怒的时候，往往最伤及肝胆，因为肝胆主怒，过怒则肝的生理功能下降，解毒排毒功能低下，使毒素积蓄体内，肝胆系统受损，还可以从眼睛表现出来，因此我们观察眼球可以了解肝胆的状况。前面还说过，人体是有一个自检系统的，当你某一段时间偏好吃酸性食物的时候，可能是身体在提醒你，肝胆系统有些问题，你需要及时关注。

心主血，中医学把心脏的正常搏动、推动血液循环的这一动力和物质，称之为心气。另外，心与血脉相连，心脏所主之血，称之为心血，心血除参与血液循环、营养各脏腑组织器官之外，又为神志活动提供物质能量，同时贯注到心脏本身的脉管，维持心脏的功能活动。因此，心气旺盛、心血充盈、脉道通利，心主血脉的功能才能正常，血液才能在脉管内正常运行。若心的气血不足，推动血液循环的力量减弱，则产生种种病变。例如，心血瘀阻、血脉阻滞，则出现心悸、胸闷，甚至心前区剧烈疼痛等心功能失调的症状。

肺主气，与呼吸功能有关，即肺主呼吸之气。呼吸功能是人体重要的生理功能之一。人体一生中，都在不断地进行着新陈代谢。在物质代谢过程中，一方面要消耗大量的清气，同时又不断地产生大量的浊气，清气需不断地进入体内，浊气需不断地排出体外，这些都要依靠肺的生理功能。肺既是主司呼吸运动的器官，又是气体交换的场所。通过肺的呼吸功能，从自然界吸入清气，又把体内的浊气排出体外，从而保证了新陈代谢的顺利进行。肺主一身之气，这一功能主要体现在气的生成，特别是宗气的生成方面。宗气是由脾胃化生的水谷精气与肺从自然界吸入的清气相结合，积于胸中而成。因此，肺的呼吸功能正常与否，直接影响到宗气的生成。而宗气通过心脉散布到全身也要靠肺气的协助。所以肺通过宗气的生成与散布，起到主持一身之气的作用。其次，肺主一身之气还体现在对全身的气机具有调节作用。实际上，肺的一呼一吸运动，就是全身之气的升降出入运动。若肺有了病变，不但影响到呼吸运动，而且也会影响到一身之气的生理功能。例如，肺气不足，则呼吸微弱，气短不能接续，语音低微。若肺气壅塞，则呼吸急促、胸闷、咳嗽、喘息。此外，如果影响到宗气的生成和布散，失去对其他脏腑器官的调节作用，则会出现全身性的气虚表现，如疲倦、乏力、气短、自汗等。若肺一旦丧失呼吸功能，则清气不能吸入，浊气不能排出，宗气不能生成，人的生命也随之告终。

脾为气机升降之枢纽。脾位于人体中焦，心肺居其上，肝肾居其下。所以人体气机升降运动，皆以脾为其枢纽。心肾相交，水火既济，心阳下降，肾阴升腾，也以脾为升降之枢。五脏之精，悉运于脾，脾旺才能清气上升布散。肝气升于左，肺气降于右；肺气通调水道，肾气化蒸腾，无不以脾为枢纽。故脾胃互相配合，升降协调，则使气血水津布散通利，气机升降得宜，生发之机旺盛。若脾虚气弱，枢机不利，则种种病变莫不由之而生。对此种病变，总以调整脾胃，转动枢机为要。无论是从生理角度，还是从病理角度来说，脾是消化系统的主要脏器，人体的消化功能主要归属于脾。脾运化水谷精微，维持着五脏、六腑、四肢百骸和皮毛筋骨等脏腑组织器官生理功能，说明脾在调节水液代谢，在维持水液代谢平衡方面，发挥着重要作用。脾的运化水湿功能，可以概括为两个方面，一是摄入体内的水液，需经过脾的运化转输，气化成为津液，并输布于肺，通过心肺而布达周身脏腑器官，发挥其濡养、滋润作用。二是将全身各组织器官利用后多余的水液，及时地输送到相应的器官（如肺、肾、膀胱、皮毛等），变成汗和尿液被排出体外。因此，在水液代谢的全部过程中，脾都发挥着重要的枢纽作用，促进着水液的环流和排泄。

肝喜条达而恶抑郁。肝属木，应自然界春生之气，宜保持柔和、舒畅、升发、条达，既不抑郁也不亢奋的充和之象，才能维持正常的疏泄功能。而暴怒，或抑郁的精神状态，低沉的情绪，最易影响肝的疏泄功能。暴怒可致肝阳亢逆，出现面红目赤，头胀头痛。情绪低沉，则肝气郁结，气郁日久，又可化火生热，导致肝火、肝风等病。肝主疏泄这一生理功能，涉及范围很广，一方面代表着肝本身的柔和舒展的生理状态，另一方面主要关系着人体气机的调畅。人体各种复杂的物质代谢，均在气机的运动"升降出入"过程中完成。肝的疏泄功能正常，则气机调畅，气血调和，经脉通利，所有脏腑器官的活动正常协调，各种富有营养的物质不断化生，水液和糟粕排出通畅。若肝失疏泄，气机不畅，不但会引起情志、消化、气血水液运行等多方面异常表现，还会出现肝郁、肝火、肝风等多种肝的病理变化。人体的消化功能，包括对饮食物的受纳和腐熟、水谷精微的输布和吸收等生理、生化过程。这些生理活动，虽然主要由脾胃主管，但也需要得到肝主疏泄的促进作用，方能维持消化的过程顺利进行。归纳起来，肝助消化的作用，主要体现在下述两个方面：一是肝能促进胆汁的生成和排泄；二是维持脾胃气机的正常升降。肝能藏血，又主疏泄，而这两种功能之间，又存在着相互依存、相互制约的密切关系。表现在生理方面，则肝主疏泄，调畅气机，气行血行，血方能归藏。肝血充足，肝之阴血又能制约肝之阳气，使其不至于疏泄太过。表现在病理方面，藏血与疏泄的病变常相互影响。如肝失所藏，血虚阴不足，血不养肝，则肝的疏泄功能失常，可表现为情绪易于激动、烦躁不宁或性情抑郁沉闷、睡眠多梦，同时又可见到胸胁隐痛、月经不调等症。

　　肾性潜藏，为固摄之本。在五脏之中，肾的位置最下，而在生理功能方面主藏蓄阴精，又主命火。肾精宜藏，最忌耗泄损伤，命火宜潜于水中，不宜升腾。所以，在古代，以潜藏蛰伏之意比喻肾的生理特性。正是由于肾的封藏固摄作用，使体内精微物质得以保留，元阴元阳得以闭藏，人的生命力才能旺盛，身体才能健康。若肾有病变，使肾的封藏、固摄机能失职，就会引起阴精过度耗损妄泄病症，表现为遗精、带下、滑胎、尿浊、尿甜等。肾主生长发育，人体的整个生长、发育过程，均和肾中精气的盛衰存在着极其密切的内在联系。人从幼年开始，肾中精气开始充盛，人体生长、发育迅速，生机活泼。在七、八岁时，由于肾中精气的逐渐充盛，出现了齿更发长的生理变化。到了青壮年，肾中精气更加充盛，不仅具备了生殖能力，而且身体强壮，筋骨坚强，精神饱满，牙齿坚固，头发黑亮，处于人生中身体最强壮的时期。进入老年，由于肾中精气开始衰减，人的形体逐渐衰老，不仅生殖机能丧失，而且头发斑白，牙齿动摇，弯腰驼背，步履不稳，耳聋失聪，面憔无华。

中医讲求保养五脏六腑要顺应天时，因此它们与季节也是相对应的，这些是老祖宗为我们体察总结的，因此我们往往在四季分明的时候，能明显感觉到脏腑活跃程度与人体健康的关系。比如春天肝当值，我们在这个时期多多注意养肝、补肝，会得到更好的收获。

五大系统表中的方位，我们也可以简单看做是各种脏腑位于人体的方位：这样来看，脾胃就显得尤为重要了，因为它处于人体的中央位置，起到运化水谷精微、生化气血和灌溉濡养四傍脏腑的作用。中央脏腑一旦有问题，四方脏腑同样会受到影响，就是这个道理。

人体的中正平和，有赖于脾胃健运。调理脾胃的关键就在于"调理"二字，"调理"有中庸、中正、调和、调节、理顺的意思，这是一种让人体生生不息的动态平衡，所以说调理脾胃，并不是一味地滋补脾阳、脾阴、脾气、胃气。就像一个人或一个公司的经营状况，并不是银行里存了很多钱为最佳，而是要把个人或公司的钱很好地流通起来，发挥最大的效能。所以脾胃失调，要根据不同的状况，分别应对。

五脏在不同的季节，生理反应不一样，形成一种张弛有度的轮休制度。春天肝当值，夏天心当值，秋天肺当值，冬天肾当值。各个脏器在当值的季节活动就会特别活跃。而脾脏是"主四时"，一年四季都不得休息，所以尤其需要调理呵护。

脾胃居中央，是生命活动、气机运转的中枢，在五脏整体协调关系中，起着"枢轴"的作用。在人体的正常生命活动中，肝从左升，肺从右降，心火下降，肾水上升，这四脏之气的升降出入和转输当中，脾的作用是协助调理这些升降活动，胃的作用是供给它们，使这些运动畅通无阻。

脾胃的这个"枢轴"作用就体现在：一方面，如果这个中央调控安稳，那么就气血充足，营养物质能够通过这个中枢的调节作用输送到全身，从而使我们的机体免疫力强，肌肤纹理紧实充满活力，自然不容易生病；而如果脾胃受到了损伤，中央气血养分供应不足，就很容易使得其他脏腑也出现问题。

因此我们的脏腑系统一旦出现了问题，通过中央的调控作用，来调节治理，其效果在很多时候比直接从出问题的脏腑入手更好，更快，同时还能保持机体的平衡。

一水一粥一汤护养娇气肠胃

许多人都有过这样的经历，一遇到紧张情况肠胃就会不舒服，或者感觉腹痛。一有痛感就跑厕所，大便后仍有排不净的感觉，多次到医院检查又查不出明显的器质性病变。这些人其实是患上了一种称为"肠易激综合征"的肠胃敏感症，也叫胃肠神经官能症。这种疾病在症状上可表现为腹痛、腹泻、肠鸣音亢进，往往因情绪的波动而激发，是十分常见的胃肠功能性疾病。城市里的学生、公务员、白领、知识分子等尤其从事紧张脑力劳动的群体最容易得这种病。

其实咱们人体的肠胃也会"过敏"，就像对花粉过敏的人闻到某些花粉花香就会喷嚏连天，肠胃也会因为一些紧张刺激而产生腹泻的"过敏反应"。

有位王先生，54岁，是一位机关干部，像这样"过敏性"的肠胃反应已经折腾了他十余年，时轻时重。饮食稍有不慎、精神紧张或工作劳累就会发作。发作时每天拉肚子三四次，多的时候甚至一天七八次。这个病一犯，就算你正在单位开会，也会硬拉着你来回跑厕所，让你又窘又难受。同时伴有心烦、焦虑、失眠，严重影响正常的生活和工作，让人苦不堪言。

王先生跑了好几次医院，化验大便无数次，都没有发现异常，做电子结肠镜检查也没有发现任何病变。下利日久，营养不能很好地吸收，而气随下利而陷于下，体力极度消耗，他后来感到走路有点发飘，中医把这种病称为"木旺克土"，即精神因素过于紧张，不能很好地保持一张一弛的平和状态，就会引起肠道的过敏反应，使肠道蠕动增快，产生腹痛腹泻，这种腹痛往往随着下利而缓解。由于这一特点，中医有一处方，就叫"痛泻要方"，其作用一是舒缓肝气之急，二是扶土（脾胃）之虚，使得胃肠不受精神因素引起的肝气过急的干扰。这就是强者抑之，虚弱者扶之的办法，从而达到身体内环境的平衡。因此这种类型的腹泻，不能单纯地服用一些健脾止泻类药品，我以一水一粥一汤来调养此病。

姜归糖水：当归15克、生姜15克、红糖15克，加适量清水煮后饮用，适用于虚寒腹痛。

茯苓栗子小米粥：茯苓20克、栗子15克、小米50克。先将茯苓及栗子研成细末，然后置于锅中，加水适量，和小米同煮成粥食用。

荔枝扁豆汤：荔枝10枚、扁豆30克。荔枝去壳取肉，与扁豆一起放入砂锅内加水适量，文火煮熟即可，喝汤吃荔枝肉。在食用上方时，一定要忌酒和辛辣。

同时也可配合穴位按压及自灸疗法，如在腹泻发作时，可按压百会、印堂、中脘、气海、关元、足三里、三阴交，每穴揉搓60～90下，每日早晚各按1次。灸法可以用隔姜灸，取中脘、天枢、关元、足三里穴，在每穴灸5～10分钟，以穴位局部红润为宜。

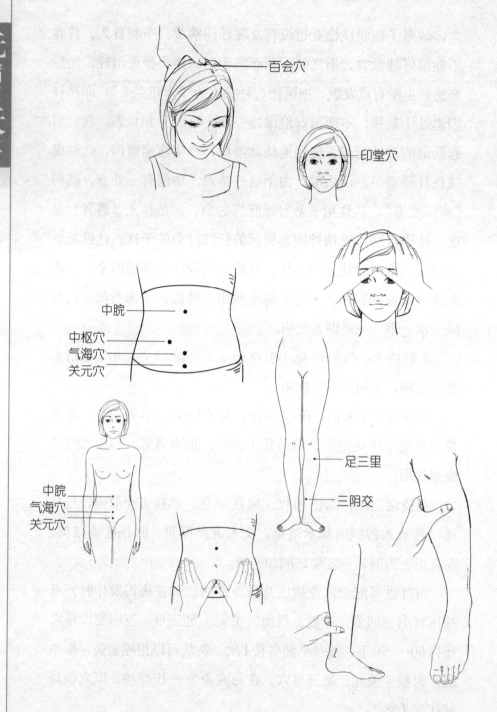

百会穴

印堂穴

中脘

中枢穴
气海穴
关元穴

中脘
气海穴
关元穴

足三里

三阴交

上述病人按法治疗，一周后他打电话来，说腹部已经没有胀气了，拉肚子的次数少了很多。我让他继续按上述方法调养，三个月后所有症状完全消失。半年后随访，病情未复发。

我们碰到很多肠胃敏感的患者都是学生、白领和知识分子，他们大多治愈后一段时间又跑回来找我，说是旧病复发了。一问他们，不是面临升学压力，就是工作繁重。这样经常用脑，很容易紧张、着急、生气，病也就时常来烦扰了，本来这个病就和情志及饮食息息相关。

要想根治肠胃敏感，一定要调整生活节奏，减轻学习和工作压力，避免紧张、焦急、愤怒、抑郁等不良情绪的影响，永远保持乐观的态度。饮食上，不能过饥过饱，一日三餐要有规律。要积极调整生活方式，作息规律化。适当参加文体活动，保持心情愉快，积极锻炼身体，增强体质。

熬出来、累出来、气出来的"乏力症"

很多朋友都有这样的感受，常常感觉很累。而且这种累，无论怎么休息都恢复不过来，总觉得没有精力，全身不舒服。平时去医院检查也查不出什么病，只是这儿疼那儿疼的，但也是一阵儿一阵儿的。整个人提不起精神，胃口也不好。

他们大多在30岁到40岁之间，但是近两年来，越来越多的20多岁年轻人也患上了这种病。上次有个25岁的小伙子，脸色很差，无精打采的，十分低落地问我："大夫，我是不是提前衰老了？我怎么感觉是20岁的年龄，80岁的身体呢？"的确，他现在的身体状况，比正常的年轻人差了很多。

他这种全身不舒服的感觉已经持续了半年。他是某银行的业务经理，半年前和同事发生口角后一直闷闷不乐，后来感觉四肢经常酸疼，爱发热出汗，还爱拉稀，吃不下东西。晚上睡不好觉，白天烦躁，第二天上班特别疲惫，总感觉睡不醒。

很多朋友看到这里，可能会暗自叫道，"我也是这样的"、"不知道为什么就头疼了"、"总感觉软绵绵的"……大家其实不用恐慌，这并不是提前衰老，也不是什么大病，这只是你的身体在告诉你，它很疲劳了。

我们的身体就是我们最亲密的朋友，可是我们却一直在慢性伤害它，上班族日夜不分地熬夜，孩子每天过度用脑，中年人不停地应酬。这一切的"过度"消耗，身体都在替我们承担，但有时它实在承担不住了，就会给你发出一个个信号，像疲劳、失眠、没精神等，都是身体给你的信号。你如果不注意身体发出的这些信号，身体的小毛病就会慢慢发展成大病。

就说这个疲劳信号，在近年来提出了个名词，叫疲劳综合征。为什么是近年来呢？以前那么多病人，都没有疲劳综合征这一说。因为以前社会不如现在那么发达，那时人们的生活和工作都相对简单，作息时间都比较有规律，还有工间操，重视体育锻炼。而现代人工作压力很大，平时精神紧张，而在生活中，娱乐项目众多，经常熬夜、上网等都对身体造成了负荷，又不知道休息调养。这些负荷你自己感觉不到，但时间长了，在不知不觉中就成为疲劳综合征了。

像这位小伙子，年纪轻轻的就是部门经理了，工作压力可想而知，经常加班熬夜，生活上饮食没有规律。加上之前与同事有点矛盾没能化解，郁闷烦恼统统积压在心里，中医有个词叫肝气郁结，这个词在病症中出现的次数很多。经常说一个人肝气郁结，是什么意思呢？这其实是说一个人的情志障碍，就是情绪上发生了问题。中医倡导把"身心"结合来治疗，为什么不良的情绪会有这么大的危害？因为肝主条达、性喜开朗疏泄，是人体的正常生理本性，如果你不能以宽广的胸怀与人和谐共事，老是因为一些小事跟自己过不去，你的身体能受得了吗？所以中医说"肝者罢极之本"这里的"罢"即"疲"之意，就是说，肝是造成疲劳的根本。再加上平时过劳，体力消耗过大又不能很好地恢复，生活没有规律，久而久之当"劳累"和"郁结"结合在一起时，就会爆发出疲劳综合征。

疲劳综合征的基本病机可以概括为虚与郁。我们来看这位小伙子，舌体较胖，舌质紫黯，舌边有齿痕，看得出他脾胃很虚弱，因为长期的压力和精神紧张抑郁，影响脾胃，很容易耗伤元气。气虚的人特别容易累，气虚，则清阳之气不能充实周身、濡养头目，所以头晕。同时还会乏力、语声细微，食欲下降。再加上不良情绪伤肝，容易腹泻。和同事吵架、生气则郁闷之气全郁结在肝，肝气不顺畅，这就是郁，所以他经常烦躁多梦，精神抑郁，记忆力下降。肝气横逆而脾胃失和，水湿不化。中医认为脾主管肌肉四肢，脾气虚了，其主管的四肢肌肉张力下降，就会感觉虚弱无力了。

我建议小伙子使用了参葛胶囊，以针对他的疲劳综合征。

方中以人参、白芍为君，补脾益气，滋阴养血。白芍味苦酸，主养血柔肝、敛收阴精；人参甘苦平，主大补元气、补脾益肺；白芍守而不走，人参走而不守。二者相配，一收敛，一益气，令气中生血，血中养气，气帅血液灌溉周身以濡养四肢百骸，使气血旺盛，精力充沛，肌肉强健有力。又肝藏血，主疏泄，喜条达，体阴而用阳，为罢（疲）极之本。长期工作紧张，则肝阴内伤，肝郁气滞，横范脾胃，使中焦升降失常，则出现脘腹不适，心烦易怒，筋脉挛急，周身酸楚等不适，故以白芍阴柔之品柔肝缓急，可收养血荣筋，缓急止痉之效；人参有大补元气，补脾益肺的功效，但单用则功效甚微，配以白芍则大张其功。首乌藤、黄精、淫羊藿、佛手为臣。黄精甘平，归脾、肾、肺经，善补气养阴，健脾益肾；淫羊藿辛、甘、温，归肝、肾经，有补肾阳，强筋骨之功；首乌藤为廖科植物何首乌的藤茎。其性微温，味微苦而甘涩，入心、肝、肾经，具有养心安神的作用。三药合用既可助君药补肝肾，益精血，又可续筋骨，安心神，更能加强补肝体，滋肝用，缓肝郁之功。佛手疏肝理脾，调畅中焦气机，行气消痞，补而不滞；葛根甘、辛、凉，归脾、胃二经，善解肌退热，生津止渴以为佐使。群药合用，共奏补气血、滋化源，调气机、解肝郁，和五脏，荣筋脉，利关节，缓挛急，从而达到解除疲劳，恢复精力的目的。

人参大补元气，固脱生津、安神。治劳伤虚损，食少，倦怠，反胃吐食，大便滑泄，虚咳喘促，自汗暴脱，惊悸，健忘，眩晕，头痛，阳痿，尿频，消渴，妇女崩漏，小儿慢惊及久虚不复，一切气血津液不足之证。

白芍养血柔肝，缓中止痛，敛阴收汗。

治胸服胁肋疼痛，泻痢腹痛，自汗盗汗，阴虚发热，月经不调，崩漏，带下。

首乌藤养心安神，通络祛风。治失眠，劳伤，多汗，血虚身痛，痈疽，瘰疬，风疮疥癣。

佛手理气化痰。治胃痛，胁胀，呕吐，噎嗝，痰饮咳喘，并能解酒。

淫羊藿补肾壮阳，祛风除湿。治阳痿不举，小便淋沥，筋骨挛急，半身不遂，腰膝无力，风湿痹痛，四肢不仁。

黄精补中益气，润心肺，强筋骨。治虚损寒热，肺痨咳血，病后体虚食少，筋骨软弱，风湿疼痛，风癞癣疾。

葛根升阳解肌，透疹止泻，除烦止渴。治伤寒，温热头痛，项强，烦热消渴，泄泻，痢斑疹不透，高血压，心绞痛，耳聋。

我们平时所说的疲劳综合征其实是我们五大脏腑的功能不能平衡，中医讲究的正是各大系统之间的平衡，一旦这些平衡关系被打破，我们的身体就出现了各种问题，而参葛胶囊就是兼顾各种身体脏腑系统不平衡的问题，以坚实脾胃为主体思路，帮助我们对抗疲劳综合征的。

还有一个茶饮方：西洋参6克、玫瑰花5克、厚朴花5克、扁豆花5克、炒杏仁9克、炒防风4克、生姜1片。14剂，水煎服。方中西洋参补气养阴，防风疏发肝郁。

多数的疲劳综合征都是"郁"引发的，肝属木，性主升发。如果长期工作紧张，思虑多，压力大，劳心过度，致使情怀不畅，就像一棵生长在春天里的树，被压住了枝丫，树木就失去生发之性，无法往上继续生长。人一旦失去生发之机门，就会精神委靡、抑郁，甚至对生活失去乐趣，并会引发其他四脏的功能失调。这时就要疏肝理气，让体内气机顺畅，振奋阳气，使其恢复盎然生机。

推荐给这类病人饮用的洋参玫瑰花茶，其中包含的西洋参是益气养阴常用的食材药物，可在汤料中使用。玫瑰花香气走散，舒肝调气。

三个食疗方，化解脾气虚

我们经常可以听到人们抱怨某些人懒，"能坐着绝不站着，能躺着绝不坐着"，整个人软塌塌的，干什么都提不起兴趣，能少走一步就少走一步，能少动一下就少动一下。

他们很多其实也不是懒，很多人都是犯上了脾气虚的偏差。脾气主升，给人一种奋发向上的力量。脾气一虚，就像是没了气的气球，整个瘪在地上了。所以我们有时候也说他们"没脾气"，因为脾气一虚，就算是准备干点事，往往也很难坚持下来，缺乏一股干劲儿。

我们常用"中气十足"来形容一个人说话洪亮，这个"中气"包括脾气，脾胃居身体中央，所以脾气又称中气。中气不足的人，说话往往低声细语的，性格也比较内向。

我们的身体有时候很像蒸汽机，需要把水谷精微气化上升，才能运送到人体的各部位。这就是脾脏的"升清"功能。脾气不足，肌肉以及其他脏器就失去了支持，稍微动一下就气短神疲了。

脾气虚的人往往面色萎黄没有光泽，爱拉肚子，爱感冒。几个同事一起吃饭，其他人没事，他拉肚子了；几个人一起吹了风，其他人没事，他感冒了。

脾气虚是怎么造成的？从后天因素来说，主要就是饮食不节和劳逸失度。我们知道气是推动心血循环往复的原动力，一刻都不能停下来的。但是过度劳累就会使气的消耗超过人体的恢复能力，所以古人说"劳倦伤脾"。

既然劳累伤气，那么我就躺着一动不动行不行？那也不行。其实我们自己也有经验，躺久了，更是感觉浑身乏力。因为气是运动的，你一躺下，气的运行速度就减慢了，脾胃功能就会呆滞，肌肉就会萎缩，这就是中医所说的"久卧伤气，久坐伤肉"。所以说，对气的调理，讲究一个劳逸结合，张弛有度。

脾气虚的人应该怎么调理呢？

首先，最重要的就是饮食有节，饭吃八分饱。《说文解字》徐注说："脾主信藏志，信生于土。""脾主信"说的是脾的功能是有节律的，到时间该吃饭就吃饭，然后让它去消化吸收，不能不停地吃，老让它工作，也不能有一顿没一顿的，这样就是"失信"了。

为什么饭吃八分饱呢？可以说有两个原因。第一个原因就是要给肚子留一点空间，这样才能让它动起来。玩过益智游戏"华容道"的人都知道，必须留两个空格，才能让棋子走动。吃得太多，把胃堵实了，它就不容易动了。第二个原因就是当你感觉吃饱了的时候，其实已经吃多了。所以适当地留下一点空间对机体有益。

现在的小孩子，很多都厌食偏食，其实开始的时候，大多是由于大人挖空心思想让孩子多吃点造成的。我们经常可以看到家里的老人和父母一起上阵，又是威逼又是利诱，就是为了让孩子多吃一口饭。其实完全没必要，孩子已经吃到一定量了，多吃了这一口，并没有好处。孩子脾胃娇嫩，形体未充，后天之本还没发育完全，吃多了往往在他的脾胃承受能力之外，很容易伤害脾胃。

再如孩子早上多吃了，中午也就不想吃饭，家长就着急了，这孩子怎么不吃饭呢？就想办法让孩子吃。像这种情况，首先应该找到孩子不想吃饭的原因，如果是脾胃出了问题，再让孩子多吃，就会加重病情。其实碰到这种情况，父母可以给孩子捏脊和摩腹，再让孩子吃容易消化的食品。民间有一句谚语"若要小儿安，三分饥与寒"，说的也是这个道理。

"脾气通于口，脾和则口能知五谷味。"脾的运化功能与食欲、口味等密切相关，如果脾的运化功能不正常，那么口味就会产生偏差。例如脾虚不能健运则口淡无味，就会偏嗜辛辣或甜食等，这也是造成小孩子偏食的原因。

《黄帝内经》中还说，老人"七十岁，脾气虚"，也就是说老年人随着年龄的增长消化能力也开始自然减退，而我们很多老年人，有节约的习惯，看到碗里还剩一点饭，即使感觉吃饱了也会勉强自己吃下去，其实这一点也应该引起注意。

脾气虚的人，可以试试以下三个食疗方。

第一个是药粥，原料：党参（或西洋参）3克、山药12克、陈皮3克、生薏仁10克、粳米50克（或小米）。做的时候，把除了陈皮之外的药材和粳米一起熬粥。陈皮最好用广东新会县出的新会皮，新会皮较香。陈皮需要先用水洗净泡30分钟，然后剁得碎碎的。粥快熬好时，把陈皮带水一起放入粥中，也可以根据个人的口味再加入少量的盐，稍微煮一下搅拌均匀，一道健脾益气的药粥就做成了。粥快熬好的时候，可以根据个人喜好加入一些菜叶。山药健脾养胃，陈皮行气，脾胃是升降枢纽，讲究一个"动"字，所以要加一些动力药，要让它动起来。脾气虚的人往往容易夹湿，所以加薏仁米，有些人不喜欢薏米的味道，也可以先用薏米煮汁，再用药汁和其他材料一起熬粥。

脾气虚的人，也可以吃点大枣。这个枣怎么吃呢？例如每天做饭蒸馒头、蒸菜的时候，就把大枣放锅里一起蒸，蒸一次可能看不出变化，第二天做饭的时候，继续放进去蒸，蒸两三次之后，大枣就熟透了。蒸熟的枣，糖的转化特别充分，吃起来味道也特别好。有不少中药的泡制就是这样经过几次蒸晒而制成的。

还有一个益脾饼，可以给小孩当零食吃。用茯苓30克、白术15克、干姜2克、红枣30克、鸡内金10克、炒山楂10克共为细粉，面粉250克，发酵后，放入药粉和匀，再加适量菜油、食盐烙成饼，八成熟时取出，切成棋子大的方块，再放在锅上慢慢烘干即可。

益脾饼的功效是健脾益气、开胃消食，是脾胃同调的饼干食品，做好后适用于食欲不振、食后胃痛、慢性腹泻、慢性肠胃病等患者。

这个饼我们曾经给一些消化不良的小儿用过，他们睡临窗的床，夏天暑热，肚子没盖好，就着凉了，拉肚子，当时就做这个治脾气虚的饼给他们当零食吃，止泻效果很好。

还有一个方法是用莲子猪肚，用猪肚1个，莲子40粒，香油、食盐、葱、生姜、蒜适量，煮熟了吃。莲子猪肚功效是健脾益胃、补虚益气，对于饭量偏小、身体消瘦、经常拉肚子等症状，效果很好。也可用焦锅巴30克为细末，每日上午、下午各服2克（可按年龄大小适量分服），可以起到消除食滞，开胃，增强食欲的作用。

四肢冰凉，脾阳虚，"附子理中"能帮你

我们在报纸上经常看到"生命之火熊熊燃烧"这样的句子，在我们的身体中，确实有一把火在燃烧，温暖我们的身体，让人体保持一个适当的温度。中医称之为"少火"、"命门之火"。其实中医一般把这种生理之火称之为"阳气"，就像太阳的阳气一样，是温暖人体、维持体温、促进脏腑机能活动的能量。而且这种阳气因为存在的部位不同而名称各异，如五脏的心阳、脾阳、肝阳、肾阳等。虽然肺中也有阳气，但一般不说肺阳，多以肺气统称。而所谓的心火、肝火、脾火则多指病理的邪火。

由于每个人的阳热程度不一样，体温也稍有不同。如小孩

子的体温比成年人高，成年人的体温比老年人高，男人的体温比女人高，这都是不同的人体内"火力"不同的体现。

五脏中的阳气又以脾阳与肾阳最为紧要。往往脾阳不足而导致肾阳不足，肾阳不足而影响脾阳不足，最容易出现手足冰冷，身体怕冷怕风、倦怠乏力。两者在生理、病理过程中相互影响。所谓人体的阳气就像是蒸汽机燃烧室中的火焰，如果温度不足，那么这台蒸汽机的动力也就不足。肾阳命火就像是最开始点燃蒸汽机的那根火柴，脾阳就是后面让蒸汽机持续运动的燃烧燃料产生的火焰。

中医说脾主四肢，手足冰冷就是脾阳虚的最直接的体现。相对于躯体而言，四肢是人体之末，所以四肢又称四末。火力不够，其煦暖作用就到不了四肢，所以脾阳虚最典型的症状除消化道症状外就是手脚发冷，重了就是脾肾两虚了。如果早期没有得到调理，就像蒸汽机漏气，开始是气虚，如果长期漏气，那么燃烧室的温度也会随之下降。

脾阳虚则伴有胃部经常发凉的症状，肚子疼的时候，用手按揉几下或者热敷一下就会好很多。有些人就喜欢双手捂着肚子站着，这个姿势他自己可能都没有意识到，但是身体自然而然就形成了这样一个保护性的姿势。

夏天吃冷饮以及吹空调可以说是造成脾阳虚的罪魁祸首。夏天暑热，浑身冒汗，直接往肚子里倒一大杯冷饮或者啤酒，那真是透心凉，让人不由得说一声"好爽"！但是冷饮入胃，是直接戕害阳气的。就像汽车发动机过热了，可以通过外部降热，但是不能直接往汽缸里倒冷水一样，我们的身体有各种自然调节体温的方法，而直接往肚子里倒冷饮，就相当于直接浇灭阳火。冷饮进入肚子之后，还是需要脾阳产生的热量把它们加热到一定的温度才能吸收运化，如果脾阳的热量不足，这些水分就不能很好得代谢而变成痰湿，淤积在体内。

还有就是病后体弱也是造成脾肾两虚的原因之一。此外还有因为长期服用苦寒药造成的，如黄连解毒丸等，也会损伤阳气。现在滥用抗生素问题大家都很关注，抗生素大多类似于中医苦寒类药品，这些药品吃了之后，首先对胃产生一定的损伤，同时也会导致脾阳不足。

我们曾碰到过一个病人，特别典型，以前她就喜欢吃凉的，还喜欢呆在空调房里，大便老不好，所以老吃通便药。通便药里面含有大剂量的大黄，这就是一个苦寒药。她先是出现便溏、手足不温，后来就出现了血压低、不出汗，一检查，得尿潴留了。她的膀胱能存600毫升的尿，但是只能尿出来190毫升。她到医院就诊，找到治疗尿潴留最好的专家，医生告诉她，只有两个办法：一个是插尿管，如果平时不愿意插尿管，那就等病情加重时紧急插尿管；第二个方法就是服用排尿剂。她这个病，最开始的时候，也是由于吃多了苦寒药，损伤到了脾肾的阳气。

脾阳虚的人应该如何调理呢？可以吃点理中丸，其成分有人参、白术、干姜、甘草。专治腹冷、胃痛、下利、手脚发凉。脾肾阳虚的人可以服用附子理中丸，既理中丸中再加上附子。

另一个方法就是艾灸。艾叶性温纯阳，能振扶阳气；气味辛烈，能通行诸经，调理气血，散寒温胃。此外，艾绒还有一个特点，就是燃烧时火力温和却能直透皮肤，温暖到肌肉的深处，若以其他物品代替，往往会灼痛身体。所以现在虽然有很多新的施灸材料，但是这里还是推荐以艾草施灸。

普通人可以使用艾条灸，先用桑皮纸将艾绒卷成一定大小的烟卷状，一端点燃后保持一定的距离，熏灼所要灸的部位就可以。很多人会疑惑，这样灸会烫伤么？会留下疤痕么？其实完全不用担心，灸的时候可以自己控制热度的强弱和时间的长短。有人也会问："灸的时候，什么样的热度比较合适？"这个问题应该问我们自己的身体，以舒适为宜。如果我们的身体处在阳虚的病理状态时，就会感觉就非常舒服，像是寒冬里烤火炉一样。

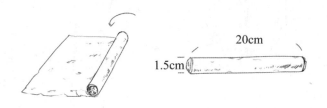

出现了脾阳虚的症状，也可以艾灸上脘、中脘、下脘、神阙，这一任脉线，还有足阳明经的天枢、足三里、足太阴经的三阴交。取穴的时候，要注意所谓的肚子的中线，不是几何意义的中线，而是我们肚皮上颜色偏深的那条线，有很多人的中线其实是偏的，取穴的时候依然要以这条黑线为准。足三里和三阴交的取穴，要一条腿取一个穴位，例如左腿取足三里，那么右腿就取三阴交。灸的时候，第一个穴位灸3分钟，然后换下一个穴位，这样循环着来。一般灸3遍就可以了。受凉后拉肚子、腹冷、腹胀，这个时候灸一下，就会感觉舒服很多。另外女孩子如果经常经期延后、肚子冷痛，可以用热水袋捂一捂来减轻症状，或者用这个灸法。如果经血颜色较深，经前期乳房胀痛，经期提前，那么就不适合用这种灸法。

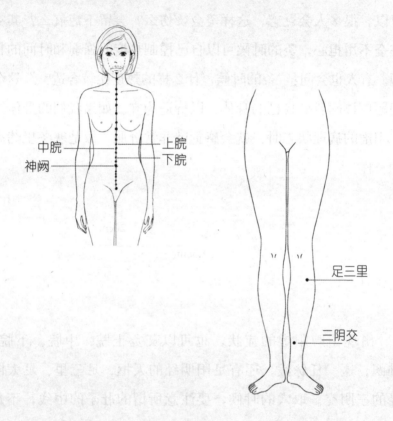

中脘　　　上脘
神阙　　　下脘

足三里

三阴交

　　前面说的艾条，是传统的做法，烟味比较大。想要防止房间里出现艾烟味道的话，也可以卷细一点，不过艾灸的力量也会弱一点。还有一种无烟的艾条，在药店也可以买到，不过效果上，还是传统的那种艾条较好。

上面说的是灸法调理脾阳虚，下面再介绍一个脾阳虚的食疗方。

黄芪蒸鸡：嫩母鸡一只，炙黄芪30克，食盐1.5克，绍酒15克，葱、姜各10克，清汤500克，胡椒粉2克。这个食疗方的主要功效是益气升阳，养血补虚。对于脾虚食少，乏力，气虚自汗，易感冒，眩晕，麻木以及久泻、脱肛、子宫下垂等症，都有很好的疗效。初期服用者为避免上火，黄芪开始可以只加10克，吃了如果觉得舒服，就可以慢慢增加。

中医讲"动则生阳"，即在肌肉运动中可以产生大量的热量。所以脾阳虚的人，也需要适当锻炼，运动量不需要太大，但是活动的时间可以稍微长一点。

手脚发凉适宜用温补疗法，补虚去寒以增强我们机体的生命活力。但是并不是所有手脚冰凉的症状都可以用温热法治疗的，如果是平时容易紧张、急躁、血压偏高、舌质偏红的人，最好去看一下医生咨询一下为好。

脾阴虚的秘方：四仁竹笋粥

我们讲了脾气虚、脾阳虚，接下来就要说说脾阴虚。

脾阴就是指营养濡润消化道的物质及各种消化液，如胃液、胰液、肠液，及营血等。我们看一辆车，汽油、润滑液、冷却液这些都是属于阴，如果阴液不足，同样会有食欲不振、消化不良、倦怠乏力这些症状，可其病机有异，其治有别。

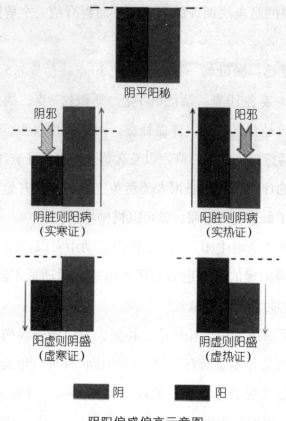

阴阳偏盛偏衰示意图

　　阴虚的人，阴阳失去平衡，往往表现为阴虚生热的症状，所以脾阴虚的人，由于濡润的阴液不足，往往会有燥干、燥热的现象，同时也会表现出皮肤干燥。这类人，往往脸色发黄，但是到了午后，两颧又会泛红。阴液的一个作用就是抑制我们人体阳热，使身体不至过于亢盛。而脾胃阴虚的人，津液亏虚。在上部的表现是口干舌燥，嘴唇经常干裂，唾液分泌减少，消化能力减弱；在下部的表现就是大肠的肠道不够滋润，所以经常便秘。

脾阴虚是怎么造成的呢？

一个原因是饮食偏差。根据中医长期临证体验，询问脾阴虚患者的生活习惯，发现大多有嗜食辛辣和饮酒的历史。辣椒辛烈，酒性属火，尤其是高度的白酒，多易灼伤胃阴，并影响到脾。近些年来，由于饮食习惯的改变，盛行辛辣，一盆菜中2/3是辣椒或辣油，辣味的过食久用，就会过度刺激灼伤咽喉食道、胃、肠黏膜，并化热化燥，伤及这些部位的阴液。再有现在盛行的煎炸食品，也是劫伤津液，灼伤脾胃阴液的凶手。吃得太饱、太油腻，也会如此。

第二个原因就是熬夜。天地四时运行，万物化生，都有阴阳消长、动静得宜的道理。根据大自然的规律，白天主阳，主动，万物充满勃勃生机，阳气升腾向上；晚上主阴，主静，万物静谧安详，阴气内沉向下。所以日出而作，日落而息，人体的阴阳也与之相应。夜晚是阳入于阴的时候，是我们身体得到修复的最好时段，小孩子也是在夜晚睡觉的时候，身体长得最快。但是现在很多人喜欢熬夜，年轻人熬夜游玩，中年人熬夜工作。熬夜不但让阳气得不到安养，更让阴液得不到滋生，也会造成脾胃阴虚。

这里也介绍两个食补方：

一个是燕麦百合粥，可以做来当早饭吃。用百合15克，粳米、燕麦适量，煮粥即可。

一个是扁豆山药粥，用白扁豆15克，粳米、鲜山药各30克，百合15克，白糖适量。先将鲜山药、百合洗净，山药去皮切片，备用。再煮粳米、白扁豆至半熟。加入山药片、百合煮粥，加糖。如在南方地区，可加入鲜葛50克，以加强生津润脾的作用。此粥可以滋脾化阴，淡养脾气，老弱咸宜，不妨一试。

如果脾阴虚表现在下，以肠燥为主。特别是老年便秘难解者，可常服四仁竹笋粥。

用松子仁10克，甘杏仁6克，核桃仁12克，花生仁8克，新鲜竹笋15克，粳米100克，以清水1500毫升、将粳米和其他材料分别放置在两个容器中，浸泡2小时。先以文火煮粳米20分钟，再放入其他材料文火煮30分钟，至粥如糜状，即可分2次食用。此粥妙在开达肺气、润肠通便。与扁豆山药粥交替服用，则有异曲同工之妙。

吃饭没胃口，山楂神曲粥

脾为中土，处中央而灌溉四旁。而中土是什么意思呢？就相当于咱们国家的黄河以南、中原一带。中原一带沟通南北，合天下之全势，是四方联系的枢纽，由中原到四边或者由四边到中原都很便捷。所以中原有事，必影响四方；四方有事，必波及中原。脾胃在五脏中就处于这样一个"中原"的位置。它沟通上下，灌溉其他四脏。一旦脾胃出现了问题，就会上边胃脘痞满，下边大小便不通畅，上下升降运动停滞。其他四脏也会相继出现问题。

脾胃互为表里，一起司掌人体的消化吸收功能，同为气血生化之源。胃主受纳，把食物搅拌腐熟；脾主运化，把营养精微物质输送到周身其他腑脏。同时，脾和胃在性质和功能上又正好相反，两者一起形成一个矛盾统一体。在阴阳五行中，脾属阴，胃属阳；在喜好上，脾喜刚燥，胃喜柔润；在功能上，脾主升清，胃主降浊。就是这样两个互相对立的器官，一起相互合作完成人体的消化吸收功能，成为后天之本。

它们体性相反，作用合一。如果二者不能齐心合力、相互协调地共同发挥相辅相成作用，就是脾胃不和了。

例如脾升胃降，营养物质上升入于心肺，通过心主血脉的血液循环以及肺的宣发作用以润养全身；经过初步消化的食物下移于肠，再排泄出去。如果脾气不升，那么营养物质不能很好地吸收利用，使清气滞留于下，就会拉肚子；胃气不降，则胃的由上而下的蠕动作用减弱，胃排空时间延长，则浊气不能下趋，就会出现胃脘痞满、腹胀、嗳气、反酸，进一步则会出现恶心，反胃的症状。

脾胃功能不能协调，有时肚子虽空，也会没有食欲。造成脾胃不和的原因很多，主要跟我们的起居、饮食习惯有关。没有护养好脾胃，难以维系其正常的升降和谐的生理功能。

脾胃不和是一组综合性症状，对于脾胃不和的调理，首先推荐"八段锦"中的第三段"调理脾胃须单举"。"八段锦"养生功法起源于宋代，由八节动作编成，每个招式自然舒展，全身如游走东西南北、上下左右，与自然"八方"相融合。又因其动作柔和而优美，仿佛华丽的锦缎在微风中随性而动、起伏飘逸。因此，人们将这套功法命名为"八段锦"。我从20世纪50年代起，就开始研究和继承传统八段锦的养生精髓，再结合现代城市人快节奏生活状态，自创"路氏八段锦"，动作更加轻松、自然，是一套专为城市人养气健身而设计的独特功法。"八段锦"可以八段合练，也可以根据自己的身体单练一段。其中的第三段"调理脾胃须单举"对于脾胃有综合的调理功效。

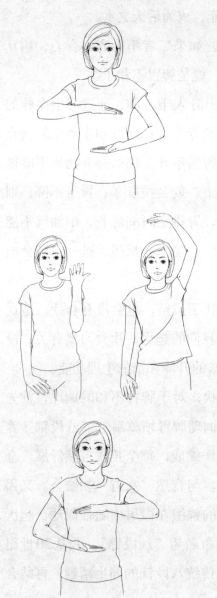

步骤：

1.（吸气）两手画弧抱球，右手在上，手心向下，虎口向里，于胸前两乳平行处，左手在下，手心向上，虎口向外，于小腹丹田处，两手掌心相对（吸气尽）。

2.（呼气）左手上托至左肩前，转腕成肘外翻，上推至头顶左上方，同时右手下按至小腹右侧，斜划下压于右大腿外侧，手心向下，指尖向前，双臂同时微用力抻拉（呼气尽）。

3.（吸气）左手沿身体中线自然下落至胸前两乳平行处，虎口向里，掌心向下，同时右手上托至小腹丹田处，虎口向外，掌心向上，双掌心相对，成抱球（吸气尽）。

4.（呼气）右手上托至右肩前，转腕成肘外翻，上推至头顶右上方，同时左手下按至小腹左侧，斜划下压于左大腿外侧，手心向下，指尖向前，双臂同时微用力抻拉（呼气尽）。

如此1～4节反复三遍。

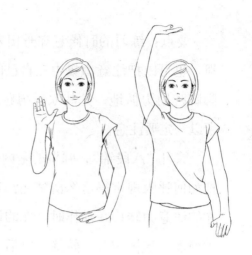

5.（吸气）左手上提，右手下落，两手掌心向下，虎口向里，十指相接于胃中部（吸气尽）。

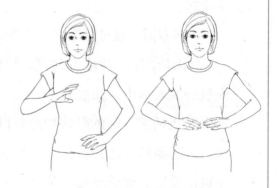

6.（呼气）双掌同时下按，经过小腹斜划垂于双腿裤线两侧，气沉丹田（呼气尽）。

本段能引脾胃两经的经气，达到调理脾胃的目的。

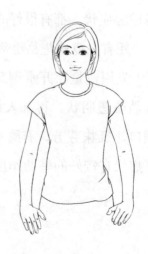

要点：练习的时候意守丹田穴，刚开始练的时候如果不习惯，也可以把注意力集中在自己的呼吸上。两手上托下按时两脚脚趾用力抓地，尤其双脚拇趾、次趾能引脾胃两经的经气，所以一定要注意。

练习"八段锦"，强调的是内外、形意的合一，这里为什么把如何呼吸规定得这么清楚呢？其实就是通过动作来调息。当你的注意力转移在动作时，你的调息也就在里头了，自然就涤神静虑，形神相合。熟练了以后，不需要任何的刻意控制，呼吸、心神，自然而然就和谐统一了，也就符合了大自然"静"的状态。

药膳方面，也可以吃点山楂神曲粥。

取山楂5克，炒神曲20克，粳米50克，用纱布将山楂和神曲包好放入锅中，加水适量，煎煮半小时后去掉药渣，再加入粳米煮成稀粥。吃的时候加适量白糖调味，即可食用，每天2次。这道粥具有健脾和胃、消食导滞之功效。味道酸甜，小孩子也挺爱吃。对于小儿脾胃不和导致的食欲不振、浊气上逆的呃逆等症状，都有很好的疗效。

还有一道桂花葛粉羹，对于调理脾胃也有很好的效果。

先用适量凉开水调50克葛根粉，再用沸水将其冲化，使之成晶莹透明状，再加入桂花糖5克，调拌均匀即成。此羹甘甜润口，气味芬芳，有醒脾和胃的功效，对食欲不振、便软不调等症状有较好的辅助作用。

弄清病因治失眠，切忌盲目吃安定

有一次我在三芝堂坐诊，连续看了三位失眠的病人，有些学生很奇怪地提出："这几位病人都是以失眠为主症，为何方中看不到什么安神药物？"

这也是很多人对失眠的一个误解，认为失眠是精神问题，用药多以安神为主，甚至服用安定剂类抑制中枢神经兴奋的药品，其实都是治标不治本的方法，长期服用容易对药物产生依赖。我有不少病人长期服用安定，开始一片就行，现在吃 5 ~ 6 片都没用。

人为什么会失眠呢？具体的病因很多，但是都可以归结为"营卫失调"。什么意思呢？我们人体有营气和卫气，营气是阴气，为我们的生理活动提供营养，化生血液；卫气是阳气，分布周身，保卫人体不受外邪侵害。我们看一座正常的古代兵营，白天卫兵出营，操练演习，保卫营房的安全，修固营房；晚上卫兵入营，得到休养，为第二天的战斗积蓄精力。所以中医认为：卫气的昼日出行于体表，暮夜内行于里，对心神的安定，以及神经系统的平衡起到了至关重要的作用。

用橘茹饮治疗肝胃不和的失眠

中医讲"木疏土"，这里的木指肝，土指脾胃，是说肝的精神情志、疏泄功能正常，则有利于促进消化系统的消化吸收、胃肠道蠕动。这句话强调了人体精神因素对消化系统的影响。因为在病理条件下，往往"木不疏土"，造成胃肠道的功能停滞，胃气上逆，进一步影响膈肌下降，造成胃失和降而卧不安的失眠状况，即《内经》中所说的"胃不和则卧不安"的道理。

我在广安门医院曾经治疗过一个斯里兰卡妇女的顽固性失眠症。这位病人巴某某，当时55岁，已经失眠6年多，一直吃安眠药。她到中国后，被中国博大精深的传统文化吸引，开始练习气功，失眠症状也得到缓解。而近几日失眠症状又开始加重，于是前来求诊。

她说最近入睡非常困难，入睡后也睡得不深，听到一丁点儿声响就会惊醒，醒来后就再也睡不着。我看她形体瘦削，目眶发黑，双目乏神，肌肤干燥没有光泽，在诉说自己的症状时连连打嗝，说起自己的病还不断叹息，就问她："是否有胸肋疼痛？胃口怎么样？"她说右侧胸肋经常疼痛，胃口一直不好。我确诊为肝胃不和，胆失宁谧造成的失眠，所以用温胆汤加减治疗。16天后，这位病人复诊，面色红润，肌肤润泽，她说现在吃饭也香，睡眠也香，只剩下陈年老病腰脊酸痛，希望我帮她调理调理。我就给她开了益气养心，健脾补肾的药方剂，以整体调理、巩固。同时也是进一步巩固失眠的治疗。

这种类型症状的失眠，可以用温胆宁心的方法治标，用调理脾胃的方法治本。作为家庭疗法，这里推荐橘茹饮。材料：陈皮30克，竹茹30克，柿饼35克，姜3克，白砂糖8克。将橘皮洗润后切成约1厘米宽的长条；竹茹挽成10个小团；干柿饼切成约0.2～0.3厘米厚的片；生姜洗净，切成0.1厘米厚的薄片。将橘皮、竹茹、柿饼、生姜同时放入锅内，掺入清水约1000毫升，先用武火煮开、再用文火煎约20分钟，滤出药汁，再煎一次，合并煎液，用洁净的细纱布过滤出澄清的液体。药液加入白糖，搅匀即成，代茶饮之。

本方药味儿少，性平和。多是药食两用之品。寒温并用，使清中有温，清而不寒，有理气和胃、降逆调神的功效，适于一般年轻人及病情较轻者。

现在失眠的人，很多是由于情绪上郁结或者精神压力过大引起的。肝主疏泄，其中含义一是促进消化系统的消化功能，二是调节情志、把郁闷的情绪疏解开。不良情绪和肝功能的失调往往互为因果，例如暴怒会伤肝，而肝的疏泄功能失常，又会让人更容易急躁、发怒。所以失眠的病人，平时宜开宽心胸，遇事不要斤斤计较。

用百麦安神茶治疗心肾不交的失眠

《周易》六十四卦，最后两卦是"既济"和"未济"。"既济"的卦象是水在火上，表示成功，展现的是水火交融的景象；"未济"的卦象是火在水上，表示未成功，展现的是水火分离的景象。我们日常所见的物理现象是水火不容，水火交融怎么能表示成功呢？这就是中华传统思维独具魅力的地方，也正反映了人体生命运动的独特之处。五脏中，心属火，肾属水，水火交融、心肾相交，才能完成人体的生命活动。神经系统的相互协调，才有白天的精神焕发，晚上的安然入睡。如果心肾不交，水火分离，失去了相互交融、相互克制，那么醒着时头晕健忘，耳鸣心慌；睡觉时失眠易醒，盗汗梦遗。水火背道而驰，心火上炎而不下，则交感神经独亢，导致咽干口燥、潮热舌红；肾水下行而不上，则导致腰酸腿软，早泄无力。

造成心肾不交的原因是什么呢？一个是房事不节，纵欲过度。对于现代人来说，更多的则是因为劳心过度。现在脑力劳动者越来越多，竞争也越来越激烈，交感神经紧张、兴奋度增高，所以失眠的人也很多。而且现代人的欲望也多，各种各样的广告，也以诱惑人的欲望为能事，欲望得不到满足的话，也会化作郁火消灼肾阴，以致阴不敛阳，导致心火偏旺，不能沉静神藏，心肾失于交泰，而发生疾病。

人到中年，机体伴随着激素水平的下降，平衡失调，这是自然老化的开始，中医理论认为，人过四十，阴气自半，肝肾阴虚，心火偏旺，这种类型的失眠也是很多的。今年1月份的时候我们还治疗过一个IT行业的失眠病人，他说工作紧张，任务很重，自己定的目标很高，所以自己给自己的压力也很大。结果就是三年来一直失眠，近来开始健忘，脱发，精神也无法集中。像这种病人，属于思虑过度，耗伤肾阴，心血、心神失养。

对于心神失养造成的失眠，可以用百麦安神饮来治疗。

用百合30克，淮小麦30克，莲子心10克，莲子肉15克，夜交藤15克，大枣10克，甘草6克，用冷水浸泡半小时，加水至500毫升，煮沸20分钟，滤汁，存入保温瓶内，不分次数，作茶饮。如果平时老感觉喉咙里有痰，还可以往里面加竹茹9克，生姜6克。

睡觉前浴足也非常有效。现在城市人脑力劳动多，每天都在办公室里面，精神高度紧张，这就是"上盛下虚"。当他工作时，他的血液、精力，高度集中，神经长期高度紧张状态，但步入中年，肾中精气减退，下边就相对不足了。所以人容易出现头胀、颈部紧张，比如说颈肩综合征，现在就特别多，都影响睡眠。对于上盛下虚的失眠状况，中医的方法就是"上病下治"，当你浴足的时候，受温度的影响，下边的末梢血液循环肯定会加快，缓解了大脑的紧张压力，大脑就容易入静。

浴足的时候要注意"形神合一"，要专心，心里想的都是浴足这件事，不要一边浴足一边看电视或者想事情。你的大脑已经紧张一天了，临睡前这段时间要心静神怡，不要深思多虑，以致神气浮扬。浴足以微微汗出为度，所以水要保温，可以不断往洗脚盆里添热水。也可以用浴足器泡足，让浴足器保持恒温，一般泡半小时左右。

还有一个我们经常向病人推荐的方法，就是深呼吸。心肾不交的人，往往性子急躁，我也建议他深呼吸。深呼吸说起来容易，实际上做起来较难。中医说：呼出心与肺，吸入肝与肾，说明呼吸运动，不独在肺，是五脏六腑共同参与的，真正做到静心把气纳入丹田，也是需要好好练习的。你要慢慢调，才能做到深呼吸。开始时要有意识地让你的腹部一起一落，呼吸的时候要细、慢、深长（不要憋气），一应自然，你会觉得这个气是往下一直到小腹丹田穴，然后又从丹田出来。你吸气的时候肚子就慢慢鼓起来了，呼气的时候肚子慢慢就下去了。呼吸的时候要做到慢、细、长，要专心。直到你深呼吸时，达到不去人为地控制，腹部也能自然一起一落的状态，你就入静了，其实这就是静功了。

用麦梅枣花饮治疗湿热中阻型失眠

我们看过一位失眠病人，男性，47岁，失眠好多年了，每天睡眠不到3小时，平时就靠服用安眠药维持。体检时发现血压高、血脂高、血糖高、尿酸高，医院给他开了一大堆西药，他怕药物副作用，希望用中药调理。他说经常口干口苦，有时候胸脘胀痛，足趾关节肿痛。我看他面色晦暗，舌体胖，舌苔黄腻，便问他大小便情况怎么样。他说经常便秘，大便黏滞不爽，小便发黄。我问他是不是经常喝酒。他说："没办法啊，平时应酬多，不得不喝。"

他这个就是属于湿热中阻导致的失眠，我们给他开了点芳化湿浊、和胃降逆的药，两个月后随访，他很开心，说睡眠明显改善，口干口苦、腹胀便秘的症状也基本消失了。但是春节后他又来了，顶着大大的黑眼圈，说春节的时候没办法，要应酬，熬了几个通宵，失眠又发作了。

湿热中阻的一个主要病因就是饮食不节，饮酒过量，或过食辛辣。酒精热量高，能促进气血运行，属热，所以酒本身就是一个湿热的混合体，最容易导致湿热内蕴。比如夏天空气潮湿的时候，人体的感觉就是闷热，让人很不舒服。体内如果也是这样湿与热相互交阻，滞隔在中焦，扰乱心神，就会导致脾胃的升降功能失常，心神也受扰，于是就失眠了。

这类失眠，可以用下面这个茶饮方治疗。小麦30克，绿萼梅12克，炒枣仁20克，夜交藤18克，茵陈15，葛花12，用冷水浸泡半小时，加水800毫升，煮沸20分钟，滤汁，存入暖瓶或保温杯内，不分次数，想喝水时当茶喝。

改善睡眠状况的关键还在于生活习惯，核心就在于脾胃。所以《黄帝内经》中对于失眠的论述是"胃不和则卧不安"。脾胃不和，清阳无法上升，湿浊无法下降，气机不畅，营卫不和，阴阳无法相交，就会导致失眠。所以平时饮食要注意少吃油腻肥甘的食品，饭吃八分饱，喝酒不要过量。

人应顺从自然，顾养心神。所以中医自古就有"人不得子午觉不能长寿"之说。夜晚阳气入于阴，得到养护，当早上的第一缕阳光照射到人体时，阳气精神百倍地从阴气的怀抱中跳出，我们自然地睁开眼睛，神采焕发，精力充沛，迎接新的一天，这就是一个阴阳的轮回。

养护脾胃三杯茶

苏轼《游诸佛舍》诗中有两句非常著名："何须魏帝一丸药，且进卢仝七碗茶"。这句话什么意思呢？意思是您想要身体健康，学魏文帝那样炼灵丹，吃妙药，还不如学卢仝多喝几碗茶。喝茶是一种非常实用的养生手段，至于怎么喝，也是大有学问。我们主张每人应结合自己的体质、生活情况选用不同品种茶叶饮用，我的喝茶方法就是每天必喝三杯，而且早中晚喝不同的茶，其中蕴含的就是调理脾胃的养生理念。

上午喝绿茶，益气升阳，心神俱旺

"一天之计在于晨"，阳气经过一个晚上的濡养，到了上午重新焕发活力，充实四肢百骸，让身体和大脑做好了开始新一天学习和工作的准备。绿茶是一种不发酵茶，色润香清，令人心旷神怡，属于茶中之阳。绿茶的特性，较多地保留了鲜叶内的天然物质，维生素损失也较少，因此能帮助脾胃运化水谷精微输布于周身，使主神明的心与元神之府的脑，得到滋养，进而从五脏的功能活动中具体体现出来，人才能保持上午的精力旺盛。正如《素问》所说"五味入口，藏于肠胃，味有所藏，以养五气，气和而生，津液相成，神乃自生"。说明饮食之物化生的气血津液，是产生"神"的物质基础，也就是人们经常说的"提神醒脑"作用。

下午喝乌龙茶，健脾消食，保持运化

午后阳气渐弱，阴气渐升，脾胃功能较上午有所减弱。中国的饮食文化是"早吃好，午吃饱，晚吃少"，因此中午的饮食中会有很多油腻的食物，容易滋腻碍胃，进而形成脾胃功能减弱。饮茶去肥消滞的功效自古就受人推崇，古人认为茶叶能够消解脂肪，长期喝茶能让人变瘦。乌龙茶属于半发酵茶，茶中的主要成分单宁酸，经证实与脂肪的代谢有密切的关系，而且实验结果也证明，乌龙茶能够刺激胰脏脂肪分解酵素的活性，减少糖类和脂肪类食物的吸收，促进脂肪燃烧，降低血液中的胆固醇含量，尤其能够减少腹部脂肪的堆积。下午时喝乌龙茶，能够帮助脾胃消化，保持腐熟和运化功能的高效运转。而脾胃健运是防病治病、养生长寿的必要条件。

晚上喝普洱茶，护胃养胃，安定心神

晚上阳气收敛，入于阴中。在一天的劳作之后，人体的气机下降，需要颐养脾胃，安养心神，为第二天的劳作养精蓄锐。中医认为"胃不和则卧不安"，脾胃调和，心神才能安定。普洱茶（熟普）是经过人工速成发酵后再加工而成的，黏稠、甘滑、醇厚，进入肠胃后，能在胃的表层形成一层保护膜，对胃产生有益的保护作用。长期饮用普洱茶可以起到护胃、养胃的作用。在适宜的浓度下，饮用平和的普洱茶对肠胃不会产生刺激作用。熟普中的咖啡因经多年陈放发酵，作用减弱，所以喝后不会兴奋，使人能够安然入睡。而普洱茶又有补气固精的作用，热饮肠胃舒适，还可治疗尿频。

天有五行，人有五脏，茶也分五色。了解了茶性，就能根据天时、地域、人的体质来选择适合自己的茶。例如脾阳虚的人着凉了，就可以喝点姜茶；女性脾气比较急躁的，也可以喝点玫瑰花茶或者佛手花茶；有热的话，也可以喝点菊花茶。

茶味苦而回味甘，性淡而香醇，正是一种人生境界的反映。而茶叶对人体健康的益处，也并非只是补充人体所需的营养物质。喝茶时，要保持心胸开阔，缓缓享受品茗的乐趣，既品尝出其醇厚之味，又能使人心旷神怡，开胃进食，茶的色、香、味、形都是对人的身体和心灵产生双重滋养。

鲁迅先生写过一篇题为《喝茶》的杂文，其中写道："喝好茶，是要用盖碗的，于是用盖碗。果然，泡了之后，色清而味甘，微香而小苦，确是好茶叶。但这是须在静坐无为的时候的，当我正写着《吃教》的中途，拉来一喝，那好味道竟又不知不觉的滑过去，像喝着粗茶一样。"喝茶是享受"清福"，鲁迅先生这篇文章的本意是反对文人们悲秋赋愁，坐享清福。不过其中的"静坐无为"确是写出了喝茶心态的精髓。我们在工作或者苦读之余，不妨抽出一点时间，静坐无为，涤荡心神，悠然品茗。如果只是把茶当作解渴提神之用，一边工作一边喝茶，效果就差了三分。

喝茶还需精选茶具。饮不同的茶，最好用不同的茶具冲泡。绿茶宜用透明玻璃杯，应无色、无花、无盖，或用白瓷、青瓷、青花瓷无盖杯；乌龙茶最好用紫砂壶杯具，或白瓷壶杯具；普洱茶适合用紫砂、白瓷、盖杯、盖碗等。将茶汤倒入茶杯中，每次少量慢慢地饮茶。鉴色，闻香，品味，观形，淡淡的茶味、茶香，可使人心旷神怡，上下气机通畅，使人心神宁静，思虑尽忘。这种心境，对健康是十分有益的。

第三章

脾胃调养要顺应四季冷热

　　春天是阳气开始复苏、万物生机勃勃之际，所谓养生就要顺其性而颐养人体生发之阳气，既要养"生"气；夏天是长，万物繁茂，所以要养"长"气；而秋天是气降而收，所以要养"收"气；冬天万物内潜深藏，所以要养"藏"气。

一种文化的核心就是时间观念。西方的时间观念是线行性的，所以强调进步；印度的时间观念是周行性的，所以强调轮回；而中国古代的时间观念是螺旋式上升的，树木的年轮最形象地反映了这种螺旋式上升的时间观念。

春夏时，万物复苏，草木生长；秋冬时，草木凋零，万物潜藏。树木的生长有一个周期性的规律，春夏生长速度快，材质疏松；秋冬生长速度慢，材质致密，这样就形成了一个生长轮。通过这样周而复始的生命活动，树木逐渐变粗变高，这就是螺旋式上升。

树木的这种生长方式，紧密地契合了自然界阴阳消长的规律，也是它们茁壮生长的最佳方式。所以相同重量和长度的树木，有年轮的就比在恒温、恒照条件下长成而没有年轮的树木更为坚韧。

那么人的生长是否也有年轮呢？其实人的生理活动也有日周期、月周期和年周期。例如小孩子长身体，一天来说，是晚上睡觉的时候长得最快；一年来说，是春夏之交的时候长得最快。所以我们也要根据时节而选择适当的身体调理方案。

春季万物生发，疏肝解郁，兼养脾胃

春天是一个生发的季节，阳气逐渐增加，向外发散，树木开始加速生长，动物开始外出活动。万物向荣，空气清新，是踏青春游的好时节。这个时候人体脏腑的活动也开始活跃，人的衣食住行以及精神情志在这个季节也要以"生发"为准则。我们应穿得宽松一点，适当增加运动量，活动肢体，以顺应阳气的生长。

五脏六腑在不同的季节工作强度不一样，形成一种张弛有度的轮休制度。我们的饮食起居也要根据四时调整，以配合当值脏腑的工作。春天肝脏当值，肝主升发，喜条达舒畅，恶抑郁，因此这个时节想养生就需要保持一种舒畅旷达的心情，促进肝的疏泄条达。现在很多人无论工作还是休息，都一直坐在室内，不知道如何顺应四季气候的特点来调节我们的精神情志，春天如果违反了肝的好恶，就容易患上抑郁症。春日融和，即使没时间外出，也要经常眺望虚敞或翠绿花草之处，以赏心悦目，使心胸豁达，心情舒畅。

春天阳气从冬寒的怀抱中偷偷露出触角，尚为柔弱，气温冷热交替，很不稳定，三寒四温，变化剧烈，随着气温的回升，细菌、病毒也开始繁殖，加之风卷尘埃，所以极易感冒，是温热病邪的高发时节，婴幼儿及正在长身体的儿童还很脆弱，尤其需要小心呵护。晴天的时候，孩子应多在阳光下活动，促进皮肤内维生素D的合成，有助于骨骼的生长。

饮食方面，可以吃点春笋、豆芽、香椿、春韭、苏叶、葱、生姜、胡萝卜、菠菜、芹菜等有助于阳气生发的食品。

如果是长期肝郁、情绪低落、容易心情烦躁、习惯叹气的人，春季也是最合适养肝解郁的时节。我们可以用决明子10克，菊花、桑叶各5克，适量冰糖调味，做为茶饮。还有一方五花开郁茶，用玫瑰花、芍药花、素馨花、百合花、佛手花各3克泡茶，对肝郁不解，忧郁成疾的患者颇有奇效。

夏日食姜，护胃养气，天地气交，上下循环

我们仰望天空时会发现，一年四季天空的高度是不一样的。秋天天空最高，夏天天空最低。夏日天暑下迫，地热上腾，水分迅速蒸发成气体而上升，然后受冷又化为雨水降落下来。天地之间的空气、水湿上下对流，交通融合就增加了，所以叫"天地气交"。人体也是如此，脏腑之间存在着上下对流、交通互表的升降出入关系。夏天阳光充足，气温很高，是人体新陈代谢最旺盛的季节。

但是现在反季节病很多，季节性的疾病谱发生了很大的变化。本来感冒是冬、春季的常见病，现在反倒成了夏季的常见病，这是因为现在有很多反季节的电器，如空调、冰箱等，使我们一年四季都处在恒温条件下，这并不符合正常的生理需求，对于身体健康产生了不理的影响。不同季节的气温、湿度的变化都会直接影响我们内脏的各个器官、组织的生理及病理变化。

中医强调顺应自然，强调人与自然的统一性，提倡顺应四时的阴阳变化，如春暖，夏暑，秋凉，冬寒。在夏天的时候，气血流行，多趋向于体表，所以稍稍出点汗，让阳气向外发散；冬天的时候，气血趋向于里，而体表血管收缩，血流量减少，

因此易感到手足及体表怕冷，所以冬季养生也需顺其势，让阳气向内收敛。

如今夏季很多人在外面出了一身汗，毛孔开放，然后进入室内直接吹冷风，风寒邪气容易入侵，而后毛孔瞬间关闭，邪气与正气相争，引起感冒发烧。久而久之会使我们的体表皮肤及黏膜的保卫功能下降，人体适应外界自然气候变化的能力也随之下降。用中医的理论讲，肺主皮毛，是人体的第一道防线，也就是肺的护卫功能下降，或者说，外界的邪气容易侵犯肺，所以稍有气候变化即会打喷嚏、流鼻水、咳嗽等，诱发过敏性鼻炎、哮喘、寒冷性荨麻疹等过敏性疾患。

《黄帝内经》中说"春夏养阳"也是同样的道理。说到这里，人们可能就疑惑了，春夏气温高，阳气偏盛，为什么我们还要养阳气呢？因为春夏的时候，我们人体的阳气外泄，形成了一种阳气外盛而内虚的状态。阳气内虚，所以春夏的时候容易着凉感冒。现在很多病人夏天时来找我，说自己中暑了，头晕，拉肚子。其实绝大多数并不是中暑，而是受凉了。他们感到奇怪："现在天气这么热，怎么会着凉呢？"

其实就是因为阳气内虚。我们的身体在夏天为了调节体温，保持自然界和人体的平衡，要时常排汗，使汗孔处于开放状态。故而调节适应能力下降，这个时候如果突然遇到外界强烈的冷气刺激——空调一吹就容易着凉。所以即使在夏天，晚上睡觉也要用轻薄的毛巾被盖上一点，特别是胃部。夏季体内阳气外泄，内部阳气虚弱，脾胃机能下降，稍有受凉，即会引起腹痛、腹泻。而用被子盖住胃部，这样就不太容易着凉了。

还有就是夏天要少吃凉东西，少吃冷饮。如果嘴馋，最好也是饭后吃。如果空着肚子吃，对脾胃的运化功能就有影响了。吃完饭以后再吃冷饮，就不会直接伤害到脾胃。

夏天是吃生姜最好的季节，也是中医"春夏养阳"的具体运用。我一直提倡吃姜，吃了40多年了。姜能健脾胃，能促进消化液分泌，增进食欲。又可使肠的张力、节律和蠕动增加。说起我吃姜的习惯，源于小时候念私塾时最崇敬的先哲孔子的话。孔子是一个美食家，也是一个养生家。孔子说："不撤姜食，不多食。"他离了姜不吃饭，但是每次又不吃多。孔子享年73岁，在春秋时代，"人生七十古来稀"，孔子可以说是非常长寿了。我当时就想，孔子那么长寿，是不是和他"不撤姜食"的饮食习惯有关呢？我学医以后发现，姜对身体确实有很多的好处。

怎么吃姜也大有学问。这里介绍一种姜的吃法。把生姜洗净后切片，然后用醋和少量的盐泡上，大概三天以后就可以吃了。每天早饭可以拿出来吃几片。姜本身是一味中药，有发散作用，可以避风寒、预防感冒、帮助消化。醋是活血的，能止痛。加上醋以后，还能防止姜太过辛辣，味道也更好。吃姜还要注意，一次吃2～3片就可以了，不要吃太多，因为姜性温，吃太多就会导致胃热。

吃姜还要注意天时。姜的特性是发散、生发，所以早上吃姜最好，让沉睡了一个晚上的阳气重新开始活跃，能让您在接下来的工作和学习中精神焕发，充满活力。一年四季中，则夏天吃姜最好，能够很好地助长阳气。而秋天则不适合吃姜，因为秋天是阳气开始收敛的季节，所以谚语说"一年之内，秋不食姜；一日之内，夜不食姜"。不过也并非绝对如此，例如感冒初起的时候，就可以多吃点姜而不用管季节与时辰。另外要注意，心烦气躁、身体消瘦、高血压，或者经常口干口苦、便秘如球的人应当少吃姜。

一通一润，化解中暑

夏季气候炎热，阳光强烈，尤其是中午到下午3点这一段时间，是一天中最炎热的时候，倘若此时外出容易引发中暑。严重中暑时，若不及时治疗，很容易引发抽搐和死亡。

有一年夏天，一位年逾古稀的李姓老太太中午时冒暑回家，刚进家门，就突然晕倒在地，不省人事。我当时刚好从她家门前经过，她的家人连忙请我医治。

李老太太已经被抬到屋内的床上，当时她的两眼紧闭，面色苍白，嘴唇干燥缺水，神志不清，还干呕不止，时不时地从嘴里吐出白沫来。她的身体发热，但是出汗不多；四肢发冷。

我给她把脉，发现她的脉象跳动无力，跳两三下又停留一下。李老太太的症状都显示应该立即送往医院急救，但脉象又显示她心气不足，很可能有心阳暴脱的危险发生。我当时又没有带针灸，如果开处方，去取药来回也会耽误治疗时间，老人家很可能等不到拿药回来。

　　我用手指按压她的人中、内关、太溪等穴位之后，才听到她稍微地发出了呻吟声。我记得清代名医陆以湉所著《冷庐医话》中有记载姜汤、童尿可以解暑，于是我以砂糖生姜一起煎水，少量但是不断地给她灌服。几分钟之后，李老太太的肚子咕咕作响，肠中雷鸣，恶心呕吐也马上停止了，神志也恢复清醒，不过依然难以自述病情。

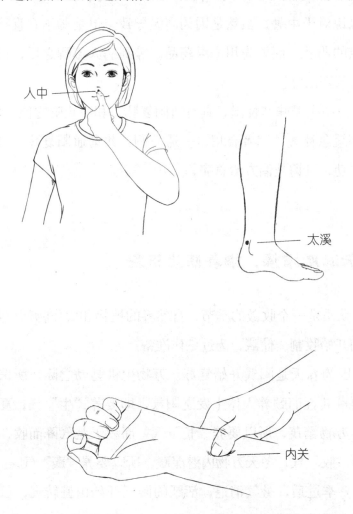

人中

太溪

内关

后来经过详细问诊，才知道她向来有心脑血管疾病，有晕眩病史，清晨气闷外出，心情不畅。到现在还没吃过饭，回来的时候因为感觉天气炎热，就买了冷饮吃，一路暑热逼人，突然进食冷饮，就诱发了中暑昏厥。

这位病人年事已高，腹中空空荡荡的时候吃了冷饮，这样就把暑热闭郁在了体内，耗伤气阴，形成了内闭外脱的危候。所以说对于中暑，虽然是因为高温导致，但是却不宜直接使用寒凉的药品，而要先用辛温药品，等到病人苏醒之后，再用清暑益气药治疗。

方中生姜味辛性温，具有通阳复脉，和中止呕之能；白糖，甘润缓急补虚，二者合用，一通一润，共奏通阳复脉、缓急生津之功，可谓是偏方治急症。

秋天润肺清燥，调养阴虚正好

秋季是一个收敛的季节，自然界的植物和农作物都成熟了，人们开始收割、储藏，为过冬作准备。

因为春天是阳气开始复苏、万物生机勃勃之际，所谓养生就要顺其性而颐养人体生发之阳气，即要养"生"气；夏天是长，万物繁茂，所以要养"长"气；而秋天是气降而收，所以要养"收"气；冬天万物内潜深藏，所以要养"藏"气。

夏季过后，暑气消退，活跃的阳气开始由盛转衰，但是此时人们的食欲却普遍恢复并增强，加上秋收时食物品种丰富，饮食过量也会使脾胃消化和运化功能减退，还会影响接下来的冬季健康，变生多种疾病。

秋天起居应该是早卧早起，增加睡眠的时间，减少加班过劳的时间。因为秋天属于"阴气长，阳气衰"的季节，早睡就是为了帮助收敛阳气，另外，脑血栓等缺血性疾病在春秋两季发病率较高，而且多在长时间睡眠的后期发病，所以，秋季适当早起，可缩短或减少血栓形成的机会。

秋天是肺当值的季节。天高气爽、风气增多，一天之中昼夜温差较大，也是容易感冒伤肺的季节，因此要保护好肺脏。俗话说"春捂秋冻"，"春捂"就是春天的时节骤寒骤热，气温变化剧烈，所以不要突然脱去冬装，适当地捂一点儿好。秋季，气候逐渐转凉，但是夏天残暑余热犹存，骤然穿上保暖的厚衣，容易使体内变生内热，上火。"秋冻"就是适当地穿薄点儿的衣服，随着气温的变化而逐渐加衣。这些都是我们日常生活中的经验总结。

秋季的食品以甘润为宜。因为秋天主燥，空气中的湿度下降。普通人可能没什么感觉，但有些阴虚津液不足、体瘦水分少的人就会感到不舒服，如口唇、鼻子、咽喉、皮肤会感到干燥难受。特别是干燥综合征的病人，才入秋没几天，马上就敏感地感觉到秋天来了。

适合秋天的药膳，这里推荐一个鸭梨百合粥。

取鸭梨100克，鲜百合20克，粳米50克，冰糖适量。将粳米淘洗干净，鸭梨洗净、去皮、切丁，鲜百合摘瓣、洗净。接下来将粳米用文火熬熟，加入鸭梨丁，煮烂，再放入冰糖、百合，煮沸即可。其粥色泽鲜亮，味道甘美，配合滋阴润肺的百合，尤其适合秋季滋阴润燥。市场上出售的秋梨膏也适合秋天润燥食用，但是有糖尿病的人就不适宜了。

内服外熏，鼻炎根除

很多人都经历过鼻子堵塞的痛苦。一不小心感冒了，咳嗽，鼻子还塞住了，本来习以为常的吸呼，这下变成了一个痛苦的负担。有的人不但鼻塞，还流鼻涕，一天一包纸巾都不够用，到了晚上睡觉更加难受，因为鼻子堵住了，只能张嘴呼吸，感觉气都上不来。

这种情况一般人经过一个星期的自身调节就好了，但是患有鼻炎等鼻部疾患以及体质不好的人，就不那么容易恢复了。

前阵子有位60岁左右的妇女来看病，经常鼻塞，流浊涕，不能闻香臭，整个人精神状态很差。护士和她说了好几遍的事儿，都记不住，很糊涂。按理说她现在的年龄不应该记性这么差，现在很多老年人都神采奕奕的，记事儿也相当清楚。知道这位妇女得了什么病吗？就是慢性鼻窦炎。这个病虽然算不上要人命的大病，但是病非常的痛苦。这位妇女就深受其害，10年来鼻子一直不舒服，嗅觉减弱，经常流豆腐渣状的秽浊鼻涕，且伴有前额部头痛。

鼻子是人体的呼吸门户，这门儿半开半关的，清气吸不进来，浊气也排不出去。脑的元神之府得不到足够的营养，加上鼻窦部炎症长期慢性刺激，就造成了上面易糊涂的症状。这位妇女还曾去医院做过穿刺，也吃过抗真菌药治疗，效果都不好。

治鼻窦炎，中医和西医的治疗有很大差别。为什么说很多人看了西医后鼻窦炎的情况还是复发？因为西医针对局部的病症，鼻子不舒服，就使用治疗鼻窦炎的西药，这些药基本上是喷雾，喷两下鼻子能马上舒服，但为什么鼻炎、鼻窦炎还是三天两头就犯呢？因为有些喷雾含激素，激素见效快，但副作用也很多，只能起到暂时缓解的作用。另外由于鼻窦部慢性炎症的存在，这些往往容易造成二次感染，加重病情形成恶性循环，就像中医所说的"正虚之处，就是邪侵之所"。老百姓也说："黄鼠狼专吃病鸭子"。如此互为因果，鼻窦炎就难治愈了。

其实鼻子通不通畅和肺密切相关，人体代谢后产生的浊气，要通过肺的宣发以通畅鼻窍，呼吸道才能保持洁净、通畅。所以，中医认为要想调治鼻炎、鼻窦炎必须要先宣肺，用宣达肺气的轻清之品，疏风透热，才能通畅鼻窍。这位妇女的脉象还很乏力，表明她气血两虚，脾胃是气血生化之源，药方里就要宣肺的同时还要兼补脾胃，中医有句话，叫"培土生金"，她平日一受风还容易起荨麻疹，所以用药中要稍加一些祛风的药物。

处方主要药物有：五爪龙30克，西洋参8克，炒麦冬10克，玉竹12克，炒苍耳子6克，辛夷花5克，苦参8克，杷叶12克，炒杏仁9克，炒薏苡仁30克，桔梗10克，生白术12克，炒山药15克，炒谷麦芽30克，当归12克，火麻仁15克，炒枳实12克，甘草6克，14剂。

此外还有一个茶饮方：荷叶6克，牛子5克，辛夷花3克，双花4克，白芷5克，代茶饮，10剂。此方扶正固本，辛香疏风通鼻，清热解毒。

同时我还告诉她一个小办法，用食醋熏蒸口鼻。将适量食醋倒进微波炉专用的平底碗内加热，然后将热气腾腾的食醋对着口鼻进行熏治。几分钟后，就感觉鼻子通畅，轻松很多。朋友们可以经常使用这种方法，平时随身用一个敞口小瓶带一些食醋，使用时，将装有食醋的小瓶子放在盛满热水的茶杯里热几分钟，然后就可以打开瓶盖对着口鼻熏蒸。这个办法虽然不能完全治好鼻窦炎，但可以有效缓解鼻窦炎的症状，能减轻患者的痛苦。

两个月后她来医院复诊，刚一进门就跟我说："大夫，我的鼻炎好多了，而且，记性也好使了。"我见她整个人精神抖擞的样子。她说用醋熏蒸的时候，鼻腔中的鼻涕很容易就流了出来，而且已经转为清稀。这是病症转好的现象，我按原方稍作加减，以宣肺补脾胃为治则，嘱咐她继续服药，仍然要结合醋熏蒸治疗。

后来她的鼻窦炎再也没犯过，但我还是叮嘱她要注意平日的保养，才能做到真正断绝病根，这里也要提醒朋友们注意。

止不住，停不了的咳嗽

大家应该还记得鲁迅先生曾经写过一篇文章《药》，里面形容小栓咳嗽时是这样说的："一阵咳嗽"、"一通咳嗽"、"按着胸膛，又是一阵咳嗽"、"拼命咳嗽"，通过这些咳嗽的字眼可以得知小栓的病在慢慢地加重。其实，不光可以通过咳嗽的程度知道病情，我们还可以根据咳嗽的声音、痰咳出的难易程度、痰的颜色等，来分辨是什么原因导致的。当然，引起咳嗽的原因很多，比如天气、季节、年龄、自身的体质等。但是，当我们患上咳嗽的时候，我们该怎么办呢？下面我给大家看一些关于咳嗽的案例。

秋燥干咳，滋养黏膜

我们人类生存在自然界中，自然界的温度、湿度都会给人体带来很大的影响，甚至成为导致疾病的因素，比如秋季，天高气爽，给人神清气爽的感觉，但是秋天也是个干燥的季节，燥是秋季的本气，《黄帝内经》对"燥"的概念认定为"燥为津少"，即濡润滋养的水分（津液）减少。中医认为鼻咽喉是肺的门户，气管是气体的通道，肺泡是气体交换之所，当外界燥烈风气吸入呼吸道时会带走大量水分，使鼻咽喉，支气管黏膜变得干燥，特别是本来就是阴虚、津液虚少体质之人或中年以后，随着年龄的增长而身体中水分减少，每到这个季节都会感到眼睛、鼻子、咽喉、口腔干燥发痒，稍有不慎则会引起支气管发炎，咳嗽不止。缠绵难愈的病症，中医把这些称为"燥邪伤肺"。

我有一位患者朋友，72岁，是个退休老干部，来我这里的时候，咳嗽已经有半年的时间了，干咳，咳嗽的声音炸耳，最近两个月越来越严重，经朋友介绍来到我这里。整个人的精神状态很差，瘦得厉害，说话的声音嘶哑，一听就是嗓子里有东西，走上几步就气喘。据陪同家属说，她吃饭不香，口干，一会儿一喝水，喉咙痒，夜里睡不好觉，还经常低烧，咳嗽得厉害了，还会小便失控而遗尿，大便干燥不易出。

这位患者，年纪大了，本身老年人的整个身体机能就虚，消化吸收不好，身体的体液也减少了。对肺部的濡养也减弱了，这就好比一棵树，水分少了，营养跟不上去，树干能长粗吗？树叶能茂盛吗？

所以在用药方面，刚开始要养肺，清宣燥气以达到润肺、止咳目的。

用药15剂后，在四诊的时候，一进门我就发现她的干咳明显大有好转，说话声音也大了很多，嗓子也不哑了，只是稍稍地有点儿气喘，很容易看出，燥气已经基本好转。考虑到她高龄久咳肺气亦伤，故改前方以补气养肺为主，以达到润肺止咳。

同时根据她的状况，我向她推荐了几种小方法，既方便又省力。在市场上买些蛤蚧，蜂蜜30克，鲜萝卜适量，将蛤蚧焙干研末，每次取蛤蚧粉6克，用蜂蜜、萝卜煎水冲服。也可以用百合（鲜良者）、枇杷（去核）、鲜藕（洗净，切片）各30克，将百合、枇杷和藕片合煮汁，调入适量白糖，若冰糖更好，代茶频频饮。柚子核也可以作为干咳的食疗材料。吃柚子的时候把柚核取出来，也可以在药店买，只需二十多粒，加冰糖，水煎服，一日三次。

第六诊的时候，她大半年的干咳已经是完全好了，和先前对比像是换了一个人，硬是邀我去她家坐坐，尝尝她亲手做的拿手菜。作为一个医者，看到自己的病人健康，高兴，日子过得舒心，这比什么都重要。

寒气伤肺，化痰止咳

咳嗽的原因不止一个，不同的原因就用不同的办法来解决。冬季气温偏低，当寒冷的空气通过呼吸道时，会带走（消耗）大量的热量，同时也会直接刺激呼吸道，造成呼吸道炎症的发生。特别是老年或平素热量不足，经常手脚发凉，怕风怕冷之人，最易患病、咳嗽咯痰。

还有就是现在的小姑娘们，不懂得保暖身体，寒气就会侵袭身体。

寒气伤肺的咳嗽，有白痰，痰质清淡，比较容易咳出，这就要温养肺气。寒气侵犯肺部，就会影响肺部的宣发肃降功能，导致肺气上逆，于是就会有痰阻，咳喘的病症。

除了用药外，教大家一个很简单的方法，在家的时候可以用生姜10克，饴糖适量，将生姜洗净，切丝，放入瓷杯内，用滚开水冲泡，加盖温浸10分钟，再加入饴糖，代茶频频饮服，不拘时间和次数。

还有一个食疗的小方法，就是把杏仁10克，生姜3片，白萝卜100克，以水煎服，微微发汗以宣达肺气，化痰止咳，也很管用。

另外，平时要多注意保暖，阳虚怕冷之人睡眠时，最好穿上袜子。不穿敞领口的上衣睡。注意保护脖领至肩关节部位。如果家里是木质地板，应该穿上拖鞋。

如果咳嗽的声音粗大，痰黏稠颜色发黄，痰不易咳出来，咳嗽的时候感到胸部疼，容易口渴嘴干，治法则当清除肺热，疏通肺气，化痰止咳，就不适用上述方法。

冬季养肾补脾，来年身体健康

"春谓发陈，夏谓蕃秀，秋谓容平，冬谓闭藏"，这就是《黄帝内经》对一年四季身体生理活动的概括。

冬藏就是藏物质，冬天气温下降，整个大自然都开始进入一个收敛和物质贮藏阶段。动物、植物开始进入冬眠，人的表现也是一样。户外运动减少了，出汗也少了，阳气就内敛了。阳气内敛的时候，就容易有内热了。所以这个时候你可以吃些清润的食品，比如说各种水果，或者像山药、百合、藕这些都属于清润滋阴的食品。

中医的进补，应该是符合自然规律的。冬季是一个敛阳藏精的季节，冬季进补就以补阴为主。

为什么要补阴？因为阴就是物质基础，它是化生阳气和动力的来源。没有这个物质基础，那么到了第二年，要想阳气外散，增加活动量时，就缺少物质基础。所以冬天的藏，是为了来年的生和发。所以江浙一带，叫做"冬令进补，来年打虎"，说的就是冬季闭藏补阴，为来年阳气的升发做好准备。

一年四季的阴阳消长，春夏两季是发散的，秋冬是收敛的。春夏时，毛孔张开，阳气趋向于皮肤体表。秋冬时毛孔闭合，阳气收敛，就躲到身体里面了，所以秋冬的时候，我们人体是外冷内热。现在很多人在冬天的时候喜欢吃火锅，还喜欢多放辣椒，喝酒以祛寒，时间一长，两阳相加，房间里又有暖气，空气又干燥，又多紧闭窗户以避风，就容易上火。所以中医重视秋冬养阴，就很有道理。

冬季的时候可以多吃点养阴的食物，如核桃、黑芝麻、桑葚子等，以补肾阴。

另外就是冬季推荐吃膏滋。一般是从冬至开始吃，一直吃到五九。男子以肾为先天，可以用一些滋阴的药养阴分，比如像刚才说的黑芝麻。女子以血为先天，一生中都和经带胎产紧密相连，所以她容易血虚，可以用核桃、黑芝麻、阿胶等做成膏滋。

浸泡

把按膏方配购的中药饮片放入锅内，加入适量清水，浸没全部药物，并高出药面10厘米左右，浸泡12小时左右。最好在头天晚上把药物浸泡好，第二天煎煮。

煎汁

家庭可用不锈钢锅或搪瓷锅作煎药锅。煎药时一定要掌握好火候，先用武火烧开，煮沸后改用文火，只要保持沸点即可。煎熬时间，以保持连续沸腾3小时为佳。在煎熬过程中，要不断搅拌，防止焦底。煎好后，滤取药液。再在药渣中加入适量清水，再次煎煮取汁。如此反复煎熬三次。最后一次，将药渣倒入布袋榨出药汁。这部分药汁成分最好，不可丢弃。然后，将三次所得药汁，用四层纱布过滤两次，静置至澄清，取用上面清液。

浓缩

将过滤后的药汁，倒入砂锅或不锈钢锅内，再加热煎熬。不要盖锅盖，并不断撇去液面上的泡沫，使膏液纯净，直至浓缩成薄粥似的浓汁，就可以加糖收膏了。

炒糖

膏滋药中所用糖一般为砂糖、冰糖或蜂蜜，加糖量一般为药量的1/4，所用糖必须炒过，才能入膏。炒时须用小火，使糖逐渐烊化。烊化后的糖会结成不规则的疙瘩状，持续不断地翻炒，稍加些水，使疙瘩状糖块继续烊化，直至呈黄褐色糖液时，趁热用两层纱布过滤。若糖的质量纯净，不过滤也可。过滤后的糖液仍倒入原来的炒糖锅中加热至沸，然后将清膏徐徐加入。

收膏

收膏时，切不可把清膏一下子全部倒入，应边搅拌边用扇子扇，直至清膏和糖全部和匀，再继续边铲边用文火煎熬。当药液稠到一定程度时，膏滋药即告制成。这样煎成的膏滋药，称为素膏。若再加入一些阿胶、鹿角胶、鳖甲胶等，即制成荤膏。此外，还可根据自己的喜好和体质需要，加入一些滋补食品，使膏滋药味道更佳。

膏滋药的储存

存放膏滋药，以搪瓷或陶瓷罐为宜，盛器用开水烫过、烘干后方可使用。刚放入膏滋药的盛器不可加盖，以免水蒸气滴入。待稍冷后，上覆消毒纱布过一夜，第二天再加盖。如需要久藏，容器必须加盖密封。若膏滋药出现点点白花，这是受潮发霉所致，需重新回锅加热煎熬，并把容器洗净，用开水烫泡后烘干，才能继续存放或服用。

膏滋药的服用

服用膏滋药，最好在清晨空腹时服用。此时肠胃空虚，吸收力强，且不受食物干扰，药物易于发挥作用。一般每次服2～3汤匙，（汤匙用时一定擦干）用开水冲服。药后稍停片刻，随后进早餐。服用膏滋药期间，忌食萝卜、酱菜、浓茶，以免影响药效。

重视腹泻，脾肾双调

导致拉肚子的原因很多，和天气、季节、个人饮食习惯、自身的抗病能力都有关，不光老年人，年轻人和小孩也经常被拉肚子的问题困扰，当然不同体质的人、不同的年龄阶段的人，症状和治疗方法也不一样。

除了外在的因素，我们身体内在的脏腑器官的强弱也占据主导地位，内因是主要的，外因往往通过内因才能起作用，并且通常要有一定的条件。内因可根据脏腑受袭部位的不同，分为脾虚泻泄和肾虚泻泄，肾虚泻泄也叫五更泻。

食欲不振脾虚泻的小偏方

说到拉肚子，我倒想起来一个笑话来，说是古代有一位财主，抠门得很，吃饭都吃剩饭，结果是吃坏了肚子，一会儿去趟茅房，拉得快奄奄一息了，躺在床上，话都说不清楚，家人都围在床前等他的遗言呢，一个个连大气都不敢出，结果他憋足了气大喊一声："早知道都拉了出来，中午就不该吃那块红烧肉啊！"当然世上没有这样的人，我只是想告诉大家平时饮食吃饭都要注意一点儿，善待自己的脾胃，时刻保持开朗的心情。

脾在五行当中，是属土，脾主运化，以升为贵。而脾虚消化吸收功能下降，造成的腹泻，多用健脾止泻药。但临床上腹泻日久，往往使用健脾止泻药却不见效果，却又要从肾而调。原来中医认为，胃肠道的吸收功能以及肛门括约肌的作用与肾有关。中医有"肾主二便，封藏之本"的理论，即腹泻日久多会波及到肾，造成脾肾两虚的证候。

我曾诊过一个患者，姓雷，女性，34岁，大便不成形3年，一天两三次，稍吃点凉东西就腹泻，平素腹胀、乏力，食欲不振，精神差，白带多，西医诊断肠胃神经功能紊乱，吃了许多西药都没有效果，身体非常瘦弱，经过问诊，切脉，发现其脉细弱无力，舌体胖，苔腻，这是脾虚内湿的症状。在治疗上就要健脾祛湿，养胃气。我给她开了药方，服药5剂，后再来时病情大有好转，这次我除了根据她的病情再次开了药，还建议她在用药期间病情减缓的情况下，用莲子肉，薏米，白扁豆，甘草，山药，桔梗熬粥喝，用食疗辅助治疗。

除了用药和饮食防治外，我还教她用艾灸的办法，取穴神阙、足三里、公孙、关元，可以隔姜灸，也可以隔盐灸，当然也可以用艾卷直接灸，现在一般的药店都有艾条销售，简单方便。

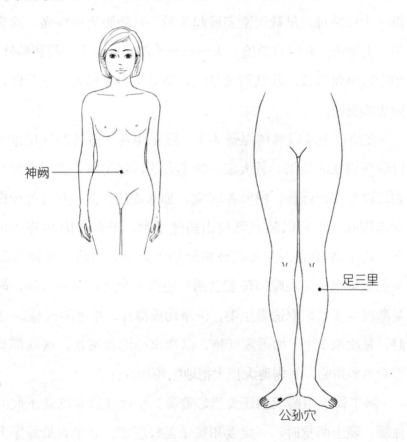

神阙

足三里

公孙穴

像上述这位女士的情况，在我们的生活中很常见，如果有朋友出现和上述症状类似的情况，可以按照我提供的小偏方和自我保健方法试用，不过灸时不要离穴位过近，以免造成灼伤。

脾肾阳虚五更泻的三种食疗方

五更泻，顾名思义，就是凌晨的时候开始拉肚子，别人都还在做美梦呢，你却一会儿一趟地往厕所跑，觉也睡不好，弄得一天没精神。早晨天刚亮或起床后，肚脐眼周围疼痛，就想马上去厕所，有时很急迫。大便夹杂未消化的食物，腰膝酸软，怕冷，小便清长，甚则阳痿早泄，多见于中老年人，这是脾肾阳虚的表现。

在治疗上要以健脾温肾为主，除了用药，适当的食疗也可以收到满意的效果，教大家一些小方法，首先是芡实百合粳米粥，取芡实、百合、粳米各50克，加水适量，食用时可加少许食盐调味。也可以熬点荔枝山药莲子粥，干荔枝肉50克，山药、莲子各10克，三者混合捣碎加水煎至烂熟后，加粳米50克煮成稀粥，可在晚间配餐食用；还有一个更简单的方法，就是醋浸生姜茶，取适量生姜，洗净切成薄片，用米醋浸腌24小时，每次取3片，加适量红糖，以沸水冲泡代茶饮。这些都是很简单实用的，不需要大把大把地吃药和打针。

除了饮食用药我们还要当心着凉，平时注意腹部及下肢的保暖，晚上睡觉时，一定要用被子盖好腹部。老年人最好穿上袜子以保暖足部，因下肢距离心脏远，气血不易到达温养。小儿夏季应穿肚兜以保护脐腹，这样脾胃就能运化如常。日常饮食要以清淡、易消化、少油腻为主，不要吃生冷、不洁的食物，不可暴食暴饮，看见好吃的就狠狠地吃，不好吃的就吃一点点。

夏天气候炎热，食凉拌菜时（要把菜洗净，切碎），最好少加点生姜末或适量蒜泥调拌，则有利于脾胃强健，预防腹胀。如果不喜欢大蒜气味重，怕跟人说话不方便，可以喝点茶水，就可以去除异味。还要注意加强锻炼，如经常去散步、慢跑，打太极拳等，以强腰壮肾、增强体质。

儿童腹泻，山药红枣

小孩子的腑脏非常娇弱，有些食物成人吃了没事，小孩子吃了就会拉肚子，这也十分正常。但是如果孩子长时间拉肚子，或者经常拉肚子，就要考虑多种原因。

1982年8月，我接诊过一个夏姓女婴，才11个月，已经拉肚子40多天。

开始的时候，孩子只是拉稀便，每天十几次，也没有其他的呕吐或者发热症状。孩子的父母就抱着她到某儿童医院诊治。医生一接诊，首先就是检验大便，看到有金黄色葡萄球菌生长，就诊断为"中毒性肠炎"。才11个月的孩子，又是吃药又是打针的，结果病情却越来越重。

我见到这孩子时，她眼眶凹陷，指纹青紫，已经属于气阴两伤，有些脱水了。药吃了，但是吸收功能差了，效果也不好。所以我让她的父母先用生山药研末，取12克加适量温水调匀，煮成糊状，分6次让孩子温服。山药含有较多营养成分，本身也容易消化，所以最适合补脾阴。我们有时也把山药作为一道菜，山药既能常吃，又能作药用，药性非常温和。所以《本草正》说它药气和药性都非常轻微缓慢，不能作为"君药"来用，而只能作"臣药"。为了加快痊愈，我又给这个小女婴开了一剂茶饮方，用太子参6克加车前草9克，一起泡茶，分成6份，让孩子在吃了山药糊之后饮用。

第二天，这孩子的胃口首先好转，拉肚子的次数开始减少。在家里我用玩具逗弄她时，她已经能够面带笑容，眼睛注视玩具。此时孩子的脾脏的运化功能开始好转，吃下去的食物，能够消化吸收分解成"清"和"浊"，为了巩固疗效，我让她的父母可以常用茯苓、炒白术和红枣微烤后泡茶给她喝。

孩子周岁后，她的父母还特意带着她来看我，说已经痊愈了，现在孩子精神十足，面带笑容，活泼伶俐。

孩子如果常拉肚子，原因很多，不仅仅只在肠道。不能单纯在肠道发炎上纠缠，有一个源自中医的成语"治标不治本"，说的就是这种情况。"标"指的是症状，"本"指的是病因，比如一棵树，如果树叶枯黄，其病根往往不在枝叶上，而在树根和树干上。如果只是剪树枝，是治不好的。

女婴儿患的病也是同样的道理，大便中有细菌或者肠道发炎，其根本在于湿邪与脾虚。俗话说：兵来将挡水来土掩；而脾虚就像水土保持不好，湿盛就有如暴雨成洪。小孩子经常拉肚子，湿滞是因，脾虚为本，治疗起来，也要从根本入手。

那么如何判断孩子是否脾虚湿滞呢？有一个非常显著的特征：脾虚湿滞的人，晚上睡觉时常流口水，舌头上会有齿痕。

舌上有薄白微腻苔，口黏，口干，不想喝水，经常拉肚子，甚至口苦。

对于幼儿脾虚湿滞的治疗，除了上述的山药糊和太子参茶饮外，也可用品质上等的红枣100枚，每颗红枣去核后填入生山药0.3克，外包裹白面，烘焙成小饼，每天用茶饮服食1～2枚红枣。

很多疾病老是治不好，或者好了没多久又反复发作，主要原因就在于没有找对病根，没有从根本上施治，结果自然是劳而无功了。

第四章

现代人的湿病是百病之首

　　人体经过几千年的遗传和进化，形成了一定的规律，用来适应环境。四季冷热变化、昼夜日月交替都是外部环境重要的变化规律，从而产生了风、寒、暑、湿、火、热等外部环境状态，人体为了适应这些环境追求内部的平衡，就会适当调整内部脏腑系统的工作状态。

中医所说的"六淫"包含风、寒、暑、湿、燥、热六种，又各分内外，用以研究人体病源中。其中风、寒、暑、燥、火比较受到大家的重视，也是我们自身比较容易感受到的。而现代人的病源，以湿邪最容易受到人们的忽视，也尤其需要引起重视。为什么这么说呢？

人体经过几千年的遗传和进化，形成了一定的规律，用来适应外部环境的变化。四季冷热变化、昼夜日月交替都是外部环境重要的变化规律，从而产生了风、寒、湿、燥、暑等外部环境状态，人体为了适应这些环境保持内部的平衡，就会适当调整内部脏腑系统的工作状态。

根据这样的规律，我们的人体本来是适应四季冷热变化和昼夜交替变化的，但是对于现代人来说，我们又拥有了各种外部手段去调节这些自然规律的变化了，比如夏天开空调，晚上喝咖啡熬夜，人体的脏腑系统本来的循环规律就这么被打破了。几千年来都是这样运作和遗传的，你说打破就打破，能不出问题吗？

而问题最为集中的就是在湿邪这一处。脾胃主湿，管理着身体对湿的运化代谢，三餐不定伤了脾胃；疲劳熬夜又阻碍运化；猛吹空调又使得湿气逼在体内，致使代谢紊乱。现代人对外部环境的逆向操作使得湿邪极为容易伤害我们的身体。

喝水都长肉，脾虚湿滞用苡仁冬瓜子

很多肥胖的人常抱怨说，我其实吃得很少，一直在减肥，主食都没怎么吃，但还是一直长肉，甚至自嘲说"我是喝水也长肉"。其实肥胖和喝水还真有关系，很多人的肥胖就是喝水喝出来的。

一个人的高矮肥瘦，当然有遗传的因素，有些人的肥胖就是遗传的。也有一部分是因为吃肉，吃冷饮吃出来的。现在很多人都说自己运动少所以肥胖，其实不仅仅是运动少的原因，更重要的还是饮水的方法，以及人体内水液代谢是否正常。

现代人工作紧张，喝水的时候往往喝凉水，一口气喝一大杯。或者就干脆喝冷饮，如冰啤酒、冰可乐，还有就是吃冰激凌之类的甜品。喝了冰冷的东西以后，胃黏膜和血管马上就收缩，您整个脾胃的运化功能就下降了。脾主运化水湿，是水液代谢的枢纽。脾是怎么运化的呢？就是依靠脾阳的动力，把水分气化。这就是中医所说的"脾为阴土，得阳始运；胃为阳土，得阴自安"，阴阳互根，相辅相成的机理。冰冷的东西一下子倒进火热的胃里面，就是暴伤脾阳的做法，就像用一桶冰水直接把内燃机浇熄火一样。一旦脾阳不足，气虚不能运化水液，就会产生痰浊，全身的水液代谢速度就都变慢了。水喝进去得多，排出去得少，停留在体内，就肥胖起来了，但实际上是细胞间液的水分增加了。

脾虚湿困的人，肥胖也是虚胖，不是因为吃主食吃胖的，是因为饮水的方法不对。所以胖人应该少吃凉的东西，少用空调，喝水喝慢一点，就跟下毛毛雨一样，一会下一点，那是最好的。如果暴饮过量，超过脾的运化代谢能力，就会造成水液在体内的贮留。只要你的水液代谢正常了，每天喝的水和每天排出的水能够平衡，就不至于忽然发胖了。

湿是全身的水液代谢失衡，就像有些地方下暴雨成灾，而人体内湿气过重，则阻滞气血运行，若湿滞肌肤，使之得不到滋养，手肘部位的皮肤就会干燥、增厚、瘙痒。这就是由于水分到不了该到的地方。通过服用疏风去湿，通经活络的药物，手肘部位的皮肤继而变得滋润了。

脾虚湿困的人口中黏腻，口干不欲饮，小便较少，舌体胖，舌头质淡苔腻。女性还可能伴有白带增多的症状，认为有炎症到医院去检查，使用消炎药后病情仍反复不愈。

像脾虚湿困导致的肥胖，最重要的就是要注意饮食。经常有人熬夜学习或者加班，晚上饿了怎么办？吃一包方便面？这样下去甭说多了，就一个月，他体重就上去了。所以，睡觉之前不提倡吃这种含淀粉和糖类高的食品。如果真饿了，可以吃什么呢？植物蛋白，如花生米之类的东西倒可以吃，少吃一点不会有问题。其他的食品我们建议吃玉米面、小米、小豆这类东西，可以熬粥吃，都有健脾去湿的作用。

第二就是少用空调，或者把温度调高一点。夏季我们的汗毛孔要开合呼吸，使热量随汗液往外散发达到降温的目的。如果不让它发汗，就不利于水液及代谢物的排泄。那么水湿就会憋在里头，热气也憋在里头。所以最好是适应大自然冬冷夏热的温度，少用空调。就算要用，也要保持在一种"动则生汗"的温度，也就是不活动的时候不感觉热，活动的时候能微微有汗，起码要这种温度才能保持毛孔的开合。而很多胖人，越胖越怕热，经常把空调温度开得很低，这样更容易导致内热上火。我们曾遇到过一个人，他夏天要把空调开到19摄氏度才能感觉舒服，不开空调，他马上就喘不过气来。

第三就是要适当运动。有人老说自己太忙，怎么办呢？其实您随时都可以运动，比如回家活上班时可以爬爬楼梯，都是很好的运动。餐后30分钟尤其需要有少量的运动。患胃下垂的人，饭后宜休息20～30分钟再适当活动。

另外，肥胖的人尤其要注意一定要找到自己肥胖的原因再减肥，绝不能乱减。上面提到的脾阳虚和脾气虚导致脾胃运化水分功能虚弱造成的肥胖，就不能轻易去减肥。您一节食，脾虚的症状马上加重，身体就会患上其他的毛病。我们见过有些女孩，才20多岁，一减肥，瘦是瘦了，出现早搏了。这不是等于减出病了吗？

脾虚湿困的人，也可以吃苡仁冬瓜子粥，用薏苡仁10克，冬瓜子15克，粳米50克熬粥，当早饭或者晚饭吃。薏苡仁和冬瓜子都有健脾去湿的功效，对于脾虚湿滞引起的虚胖等都有很好的疗效。

还有一种药膳也可供选择。用山药15克，莲子肉5克，薏苡仁10克，粳米50克一起熬粥。有小便不利、拉肚子症状的，还可加入白茯苓粉10克，以增强健脾利湿的功效，煮熟后加食盐、味精、胡椒粉适量。这个药膳比较适合中、老年脾虚的人食用。

说说不节食，不使腹泻的肥胖症治疗

中医是中华民族几千年来流传至今的精髓，是中国人民智慧的结晶。我一直有个愿望，就是把中医推广到全世界，让全世界的人们都了解到中国这种伟大的医学文化，为世界人民服务。

我多次到欧、美、东南亚等十几个国家和地区，参加学术交流和医事活动。事实证明医学是没有国界的，只要中医药安全有效，也同样会受到国外人士的欢迎。

2000年的5月，我的一位洋徒孙在索伦托的市政厅开办了中华诊疗中心，并举办中医专题讲座，特邀我前去指导。我有一个习惯，每到一地讲学或诊病时，都要先了解当地气候环境、风土人情、生活习俗、饮食结构、运动方式等方面，考证这些因素与当地常见病和多发病的关系。在瑞士期间，我就对100例患者进行了病因学的调研，将当地的病种与中医因地、因人、因时的"三因论治"理论有机地联系起来。

瑞士的人爱吃甜食，很多人都身患肥胖症。我的洋徒孙就有一位患肥胖症的朋友，他听完我的讲座后，跑来问我："路老师，都说你们中医神奇，那我这样的肥胖症能减下来吗？"我说："中医治疗的路子很宽，现代人肥胖的因由，中医都能辨证论治，为每个不同的人专门制定不同的治疗方案。"

这位瑞士朋友50多岁，在保险公司工作，身高只有171厘米，可是体重已经达到97公斤。为了减肥，他每天早晨不吃饭，仅喝一杯减肥饮料，中午和晚上控制饮食，吃得比较少。除此之外，每天还服用大量的维生素，他特别喜欢喝水，每天都要喝很多。因为身体负担太大，平日很少运动。晚上睡觉很轻，特别容易醒，一醒后再难入睡，左腿大腿内侧的肌肉还不时有抽搐的表征。

他说在此之前已经节食5个多月了，但是体重却丝毫未减。我看他肢体轻微肿胀，精神很差，显得很困乏，让他伸出舌头看看，他一下就明白了，兴奋地说："这就是你们中医里的看舌头吗？"

我说："这叫望诊，你的舌体胖大，舌边上有齿痕，可见你的脾胃不好。"

他惊讶极了："怎么看出来的呢？我吃东西胃口很好的，我的胃没有问题。"

我说："你的问题不只在胃，还有脾也不好。"

他有些不明白，我问他是不是平时爱拉肚子。他说："是啊，平时爱拉肚子，但是就这样体重也没有减轻啊。"我笑了笑，告诉这位外国朋友，拉肚子拉的是水分，因为他体内有水湿滞留，所以平时爱拉稀。

他又紧接着问我什么是水湿。我就告诉他，平时吃的东西都要进到胃里，经小肠将营养物吸收，中医把这一过程称为脾的运化过程，而滋养其他脏器。胃将食物消化后，下降到肠道中去。

"你虽然能吃，但是你的消化功能不好，加上喝水太多，变成水湿滞留在体内，所以你才肥胖。"

他恍然大悟。我接着告诉他："减肥不能靠拉肚子，拉肚子就是你身体有问题。所以我要治好你的拉肚子问题，然后帮助你减轻体重。"我针药并用，采用平补平泻的方法。

我让他仰卧，在前正中线的肚脐上四寸的地方刺中脘穴。他的下腹部，前正中线，当脐中下三寸的地方是关元穴，这个穴位非常有用，不管你过胖或过瘦都能帮你调理平衡。这个穴属任脉，然后在他的足阳明胃经以肚脐为原点横平向左右二指宽的地方是天枢穴（左右两穴），这个穴位在大肠部位，能够止泻调理肠胃。最后在他的小腿前外侧，当外踝尖上八寸，条口穴外，距胫骨前缘二横指（中指）的地方刺丰隆穴，这个穴位能健脾胃去湿浊，共五针。

针后置针20分钟，置针前他还挺害怕，说会流血。我们告诉他，这是中国五千年的针灸术，刺在人体的穴位，不会流血也不会疼。起针后他长舒一口气，说整个身体都松活开来，非常舒服。我笑着问他："疼吗？"他挠挠头，不好意思地说："不疼不疼也没流血，中医真神奇！"我们跟他说，回家要按时吃药，不要怕苦，这位瑞士朋友很幽默地补上一句中国谚语："良药苦口利于病"。我说光吃药还不行，你还要调整饮食，少吃甜食，少喝咖啡，喝水要慢，喝快了会给脾胃造成负担，平日也应该适当运动，比如散步这样的有氧运动。

在连续治疗两个星期后，他腹泻症状消失，说晚上能够安稳睡觉了，那天称了体重，减了一公斤，腹围也缩小了一厘米。他乐道："不拉肚子了，反而还能减肥。"中医上讲究深入治理，不会因为过胖就光是减肥，重要的还要从根本去调理身体。

我们后来又在原方的基础上加了一味炒神曲，并继续为他针刺了一个月左右，每天都能感觉到他精神的好转，而且体重减轻了5公斤多，每天睡眠能达到八个小时以上。他每天一来门诊，都要换上一身衣服，他很激动地跟我说，路医生，你看，这是我原来的衣服，现在都能穿了。我听我的洋徒孙说，他这位朋友自从成功减肥后，工作上也大有起色。我让他每天继续坚持散步等有氧运动，多接触大自然，让自己的身心都能保持最佳状态。后来他带了不少朋友来找我看病，一来就直举大拇指，"中医真是神奇！"

痘痘不消，从脾胃入手，用药茶解决

走在大街上，经常能看见一些年轻姑娘小伙子，青春洋溢，动感十足，可脸上那一颗颗耀眼的痘痘却使他（她）总感自惭不安。很多长痘的年轻人安慰自己说，等青春期过了就不会长痘了。其实痘痘并不只是"青春痘"，一些30岁的人，甚至40～50岁的人也长痘，而且如果痘痘久治不愈，就会发展成严重的痤疮。

4个月前治愈过一位有严重痤疮的妇女。不过她并不是因为痤疮来找我看病的，而是因为胃炎。她自述食欲不振、饭后小腹胀痛，胃泛酸已经8年。我看到一大片一大片醒目的红痘痤疮密密地爬满了她的额头和嘴周围，就问她这个痤疮是怎么回事。她说得颜面痤疮已经5年，开始是脸上长痘痘，后来越来越严重。一个年轻女子，脸上长满痘痘，当然不甘心，各种化妆品、治痘药膏都没少用，但是痘痘还是越来越严重，后来就发展成痤疮了。现在对于治疗痤疮不抱希望了。

其实她不知道，她的胃炎和痤疮是有同一病机的：即湿热蕴脾。她的其他症状，如入睡难、急躁易怒、大便少而不畅，以及痛经、经前乳房刺痛、房事后腿软无力等，也是湿热蕴脾造成的。

湿热蕴脾之后往往兼挟肝气郁结，肝和脾的关系，就像树和泥土的关系，泥土如果正在接受桑拿浴，那么肝这个树木正常的疏泄功能也肯定会受到影响。

湿热蕴脾是怎么造成的呢？从内因上来说，先是脾胃阳气虚，运化能力不足，水湿代谢不好郁积体内，吃了辛辣肥腻的食品之后，有了燃料，热量就转变成湿热了。自然界中的湿热，如暑湿等外邪，与体内的湿热同气相求，则加重了症状。

我给这位妇女开了14剂疏肝解郁、和胃降浊、清腑泄热的药方。叮嘱她三餐要按时，饮食要清淡，避免辛辣刺激、油腻、过冷过热的食物，早睡早起，保持心情愉快。

复诊的时候，她欣喜若狂，多年的顽固痤疮明显好转，而且心情也舒畅，面色润泽了许多，睡眠改善，脘胀亦减，大便转润，每日一行。

脾为后天之本，气血生化之源。人出生后，所有的生命活动都有赖于后天脾胃摄入的营养物质。胃主通降，食物入胃，经胃的腐熟后，必须下行进入小肠，才能进一步消化吸收，故胃以降为和；脾主升清，脾气上升，水谷精微等营养物质才能输送到全身发挥其营养功能，故脾气以升为顺。脾与胃居于中焦，是升降的枢纽，其升降影响着各脏腑的阴阳升降，脾胃湿热，升降就无序，湿热阳邪，毒热发于面部。湿热郁久还会伤及阴液。

健康的人体内阴阳调和，阴阳太盛太虚都不行，体内的阴阳是互相抑制互相扶持的。而一旦阴伤了，对阳火的抑制就会减弱，阴虚生火，火性炎上，便从颜面部冒了出来。有的人头天晚上刚吃了火锅烧烤，第二天早上就冒痘痘，因为羊肉和很多火锅调料都是燥热发散之品。

有的人说，我不吃辣也不吃火锅，怎么还长痘痘？那是因为有的人本身体质就偏热，偏热体质的人脾胃容易淤积湿热，这样的话即使不吃辣烫食物也会上火。有的人说："我头天刚憋了一肚子气，结果第二天脸上就开始冒痘痘，真是火上浇油！"其实痘痘都是顺着他的"气"长出来的。

有的女性容易在月经前后长痘是因为肝本藏血，月经前肝需要把储藏的血液输注出来，而月经后又要将血藏起来以备下次月经用，因此这段时间肝脏很容易疲劳，也就容易郁结。肝郁结了，就不能促进胆汁的分泌，而脾胃的运化又少不了胆汁的协助，这样一来，脾胃运化失常，导致气血不足，而肝气有余，气有余便是火，所以有些女生在月经期间往往脸色也不好。

所以根治痘痘一定要先调理好脾胃，疏理肝气。《内经》里说："脾为仓廪之官。肝为将军之官。"打个比方，脾胃就是看守粮仓的官，而肝是将军，就会出现急躁易怒，情志不畅兼有脾胃不适的症状。因此要调理脾胃，要兼顾疏理肝气。

因为湿热蕴脾、肝气郁结导致的痘痘和痤疮，也可以吃三白煨鸡。白果15克去壳，入开水中烫一下，撕去膜皮，切去两头，用竹签去心，再用开水泡去苦味。将白术15克、白果（干）15克、山药（干）15克、巴戟天10克、茯苓15克洗净，用白纱布扎紧。砂锅置中旺火上，加清水，加入鸡肉块500克炖开，撇净血沫，加入药包、白果、莲子肉15克、白扁豆15克、绍酒、葱（切段），用温绵纸封住砂锅口或加盖，移至小火上煨熟透，取出药包，拣出葱，加味精、精盐调味即成。

长了痘痘或痤疮的朋友们千万别着急，越急肝火越旺，痘痘越好不了。平时注意饮食，保护脾胃。脾胃调理好，百病全都消。

孩子脏腑娇，喝水学问大

有一次我孙女的朋友带着孩子来家里玩，孩子4岁多，活泼伶俐，非常逗人喜欢。一说让表演就咿咿呀呀地给我们唱歌，家里的孩子逗了她半天，后来吃饭的时候，孩子说什么也不肯多吃，妈妈给喂了几口饭，自己就跑一边玩去了。她妈妈让她喝点水，她也说不渴。我问她妈妈，孩子生下来的时候有多重，她说就6斤多，很瘦，所以一直担心她的身体，结果现在也不好好吃饭。孩子一直挑食，平时也不喜欢喝水。确实，那次一天才喝了几口水。

很多家长都在这个问题上着急，孩子特别挑食，水也不多喝。其实这是孩子体质的原因。例如有的小孩吃饭很正常，不多吃也不挑食，这类孩子基本喝水也没问题。另外有的孩子特别能吃，平时活泼好动，玩起来吃饭喝水什么都不顾了，但是家长一旦让他们喝水的时候，他们就会喝。最后还有一种孩子平时饮食就不好，不爱吃饭，偏食挑食，这类孩子，家长追着让他们喝水都不会多喝一口，要不就是只喝一口就走了，因为她的脾胃弱，运化不了，所以身体反馈给她大脑的信息就是"不渴"。

这个小孩就是最后一种情况，我跟她母亲说，她的孩子天生脾胃弱，给她吃一点增加脾胃动力的药，量不要多，如八宝丸、藿香正气水就可以，还可以在吃饭的时候给她吃点生姜，生姜味辛，可以除湿开胃，增进食欲。还有一种办法就是用生姜贴肚脐。

孩子母亲照着我说的方法做了，后来我听孙女说，那个小孩子吃饭乖了很多，也没有那么挑食了，喝水也比较正常了。

另外两种孩子，虽然喝水没问题，脾胃也比较好，不过家长一定要注意，量如果把握不好，就会弄巧成拙。上次有个家长带小孩来找我看病，她自己带个小水瓶，一个劲儿让孩子多喝水。我看了赶紧跟她说，喝水不是越多越好，孩子一次不要喝太多，承不住，一次喝个30毫升左右就差不多了，可以一天喝几次。喝水过量，就会增加各脏器的负担，互为影响，孩子本来健康的身体也喝出了病。

那究竟要如何喝水才健康呢？

喝水多少要根据四季，还有孩子的体质来看。夏季的时候出汗多，就要多给孩子补水，冬季的时候汗出得少，就要适当喝水，这就是四季养生。然后再看孩子，孩子的大便干、小便黄，这类孩子体质热，就要多喝水，如果说大便不干，小便也不黄，就不用喝太多水。

教给各位家长一个健康喝水的规律，就是要养成孩子每天定时喝水的习惯。早晨起床后，让孩子喝点温开水，因为晚上孩子体内在不断地进行着新陈代谢，起床后需要补充水，而且起床后喝水还能促进肠胃蠕动，增强食欲，对孩子吃好早餐能起到很好的作用。早餐和午餐之间有三个半小时，是孩子活动量最大、消耗体能最多的时间，这段时间要让幼儿园小班的孩子定时喝水两次，大中班的孩子定时喝水一次。午睡起床后要定时给孩子喝一次水，到吃晚餐前还要给孩子喝一次水。晚餐到睡觉之前有四个小时的时间，这段时间里孩子们基本生活在家里，他们的活动量也不少，父母们对此不容忽视，应让孩子喝两次水，但量不宜过多，根据儿童的年龄、体质还有季节不同而异。

孩子们的身体脏腑都很娇弱，做父母的一定要多留心平日生活中的细节，这样才能更好地让孩子健康成长。

内服外用两配方，孩子湿疹一扫光

小孩子应该都是活泼可爱的，但有的孩子脸肿肿的，还有片片潮红或黄结痂，摸着像砂纸一样，还冒黄水，甚至耳朵后面也全是，都裂开了，感觉耳朵都快要掉下来了。医院里经常会有家长抱着这样的孩子来治病，其实这并不是大病，就是小儿湿疹，得这个病皮肤会十分瘙痒，孩子还不会说话，就用小脸在家长身上一个劲儿蹭，有的孩子太小，小手还不会挠呢，就挥舞着小拳头蹭，我和家长看着孩子都心疼极了，这么小的孩子多遭罪啊！

患湿疹的孩子多是吃得不对，或者本身体质弱所导致。家长们要留心孩子的变化，因为病变刚开始只是皮肤潮红，慢慢开始出现皮疹，然后就是皮肤发糙脱皮，这个时候，环境冷热变化会刺激湿疹。

很多人把湿疹说成是过敏反应，中医讲的是风湿郁积肌肤，郁而化热，因此主要是脾胃湿热原因引起的。大家都知道小儿处在发育期，免疫力尚弱，一旦胃弱脾虚，时间久了就会向外熏蒸，发散在皮肤上。

有些小孩子，平时一吃饭就恶心，经常头两天拉稀后两天大便结球干燥。身上开始起一片片小红斑疹，孩子痒，就伸手抓，抓破了会流出黄水。我们跟家长说，他的孩子体质不太好，他的脾胃运化，代谢得不好，水湿停滞，久之，水湿化热成毒，就会散发在皮肤。

我建议这位家长用苦参清洗孩子的皮肤。苦参苦、寒，功能为清热、燥湿，是湿疹的常用药。单煎外洗有效，有去湿止痒的功效。因为孩子发疹的部位一般不大，多是四肢，用10克苦参就足够了。先加1000毫升水放入10克苦参，煮完后搁在小盆里，先把孩子的手泡一泡，每次泡个20分钟左右，每天坚持泡。或用4～5层纱布蘸湿每日外敷2～3次。但有的孩子发疹部位大，家长就得稍微加量，譬如买20克苦参。煎好后将药倒进干净的瓶子里装好，再放到冰箱中，用的时候按湿疹部位的大小倒入相应的水量，再兑点开水搅匀外涂就可以了。

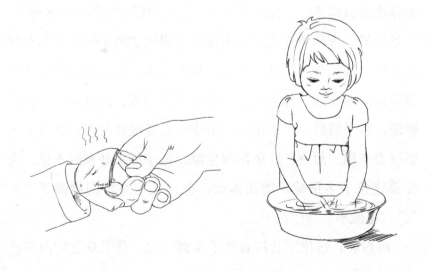

同时，我还建议这个家长给孩子熬玉米粥，粥里要放点姜末、陈皮。没有陈皮放橘子皮也行。具体方法就是取姜末和陈

皮3～5克，洗干净，放在温水里泡软了，然后剁碎，等到粥熬好了再放进去。

这个家长特别心急，看着孩子受罪自己心里也难受。她问我是不是用了药喝了粥马上就好。其实湿疹并不是一用药就能马上好，这个病需要先控制症状，然后加后期调养。有些药效果可迅速见效，但这种药往往副作用也大，很容易伤到小孩子娇嫩的皮肤和脏腑。

我们之所以选择苦参就是因为苦参可以清除皮肤湿热，还有很好的止痒和缓解作用，而且苦参不会伤害孩子的皮肤。

我跟这位家长说，孩子得了湿疹，不仅要靠医生给孩子调养治病，父母也要在生活上多注意孩子。就像一个孩子因为气虚体质而引起感冒，医生开了药，三五天后症状就差不多好了，但是他的气虚体质还在，气虚体质不慢慢调理的话，还会经常复发的。因为孩子是饮食失调，损伤脾胃，加上孩子脏腑功能羸弱，水湿失运，蕴久化热，外受风湿热邪，内外相引，郁于腠理，客于肌肤，发为湿疹，治疗时就要健脾祛湿，饮食上不要过食辛辣、甜食。以免体内生湿，孩子如果是禀赋不足，家长要让孩子多锻炼，增强体质，也就是中医讲的增强了"正气"，也就不容易感冒了。

两周后，这位家长抱着孩子来到医院，孩子身上的湿疹已经消散得差不多了，只剩一点点痕迹。

其实小孩子得湿疹不止这一种情况，上面说的例子是由气虚体质引起的湿疹，还有一种情况是某种食物过敏引起的，所以孩子要是得了湿疹，家长还是应该先去医院检查，千万不能随便套用方法。假如是对某一食物过敏的湿疹情况，用苦参洗能去除皮肤表面的湿疹，但是玉米粥就起不了太大作用。家长多留意孩子平日的生活，才能真正除去孩子的病根，不生病，身体好，孩子才能茁壮成长。

第五章

常见问题结合脾胃疗法

感冒是小病，但是很多医学大家也称之为"至难治之疾，生死之所系"，主要是因为感冒是多种急性感染性疾病早期的共通段阶，如果治疗不当，常会引发其他疾病，如气管炎、肺炎、哮喘、急性肾炎、急性风湿热等，因此又有"感冒为万病之源"之说。

中老年人的最大困扰——便秘

进入中年，步入高龄后也没什么其他奢望，只求有个好身体，让自己舒心，子女安心。身体好其实也就三件事：吃喝香甜，睡眠安稳，拉撒畅快。不过很多老人也经常叹息："人老了，没力气，大小便不畅快。"就连老当益壮的廉颇，也有大便难的问题。廉颇老了，赵王想看看廉颇还能不能胜任将军之职，就派使者去看他。廉颇当着使者的面吃了一斗米、十斤肉。但是使者回去向赵王报告说："廉将军虽老，尚善饭，然与臣坐，顷之三遗矢矣。"什么意思呢？说的就是廉颇老了，饭量还可以，但一会儿工夫就去了三次厕所。老年人脏腑功能开始衰退，肠蠕动的能力下降，大便也就成了一个大问题。所以老年人便秘，以虚证居多，其中又可以分为气血虚便秘、阴虚便秘、阳虚便秘、脾胃虚便秘和肾虚便秘，我们可以根据不同的情况自我调理。

自配洋参麻苏丸，气血虚便秘不再烦

有时候老年人说，我大便难，费力。可他的大便是软的，一点儿都不硬，但是蹲在那就不下来，这就是他本身气虚，导致肠蠕动的能力差了。这样的老人，往往还带有心慌气短、头晕、身体无力这样的症状，对于这样的便秘，吃洋参麻苏丸，能很好地改善症状。以西洋参80克，火麻仁100克，炒苏子80克，研成细粉。用粳米200克煮浆，以粳米浆液调和细粉，然后制成绿豆大小的丸状。每天2次，下午3～4点及晚间睡前各服3克，温开水送服。西洋参补虚弱不足之气；火麻仁可以用来润肠通便，起到润滑作用；炒苏子本来常用来降气化痰、治疗咳喘。这里为什么用它？因为中医说："肺与大肠相表里"，就是说肺与大肠在生理和病理上密切相关，因此苏子也有降气，促进大肠蠕动的作用。

治疗老年人便秘应该增加肠胃的动力，抚摩能帮助肠胃蠕动。每天起床后和睡觉前，躺在床上，两手重叠放在腹部，先顺时针揉32圈，再逆时针揉32圈。要特别强调一点，摩腹的时候一定要专心，一定要一心想着这件事。摩腹的方向和你的意识要一致。为什么要这样呢？因为当你的心神与身体一致的时候，身体的气机、血流会受到意识的影响集中到这个位置，使局部血流和肠蠕动改善。因此要求形神一致，效果才会明显。

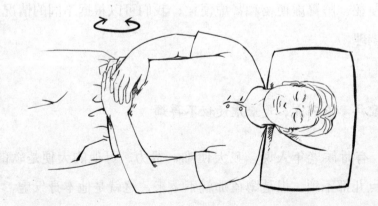

还有一点就是餐后半小时以后要散步。这里也要强调一点，老年人的散步，不要走得太快。我们的小花园里，我经常看到散步的人走得像赶集似的，这样就不是散步了。散步要求的是以轻松为目的，就是要"松"，要"散"，才是散步。走路不一定要快，时间却可以长一点，对肠子的蠕动很有好处。走路时最主要的是心情的放松，心无杂念，方是长寿之秘诀，再有就是有的人散步，一直在想事情，这样散步还不如不散，走路的时候，要多看看周围那郁郁葱葱的树丛。如果能将周围的一切，万事万物都看得栩栩如生，生机盎然，说明心境达到了一定的境界。

简单的山谷麦芽茶调理脾虚食积型便秘

老年人脾胃功能开始衰退，所以饮食一定要有节制。《黄帝内经》中说："饮食自倍，肠胃乃伤。"就是指饮食过量会伤害脾胃。辛辣的食物和油腻的食物，尤其如此。油腻的食物难以消化，吃得多了，就会壅积在肠胃里，损伤脾胃，导致便秘。

这里要提醒老年病人，千万不要轻易地使用泻下通便药。我治疗过一个老人，早餐因为吃了3小片油炸馒头而便秘。他先是服用了果导片，没效果后又服用了枳实导滞丸，结果拉肚子止都止不住，差点病得起不来，所以一定要引以为戒。

这一类的便秘，首先是平时就要注意饮食，不要吃过多不易消化的食物，如油炸焦脆或黏腻的东西以及干燥的干果品。饮食要8分饱，因为老人的消化能力下降，肠蠕动的力量及频率都减弱了。因此，这类便秘的人，平时可以服用山谷麦芽茶以助消化。用山楂、麦芽、谷芽各30克以微火炒到微香微黄，每次取5克，用90摄氏度左右的热水泡茶饮，或可酌量放入平时喜欢的茶中同饮。再有可以根据日常吃的食品治疗。如果是平时喜食面食，如吃年糕之类的谷物食品，可以多用点麦芽和谷芽、如果是喜食肉类食品者，可以多放点山楂。如果便秘而排便艰难者，可以用枳实槟榔茶。即用枳实30克炒至微香微黄，槟榔30克炒至微焦，每次5克代茶饮，饮法同上。如果再重的话，可以在此基础上稍稍加入少许番泻叶。

这里特别注意的是，老年人便秘及术后，体虚多病的人服用泻药时，不可过猛，恐便出后腹痛、腹泻不止。用量当逐渐递增、找到适合自己用量的程度为宜。

只用两味药，治疗湿秘最有效

还有一类病人，他自己有时候也分不清楚是拉稀还是便秘。粪便是糊状的，但是就是拉不干净。这就是湿热秽浊郁积大肠造成的便秘。

这种便秘的特点是大便偏软，但多黏秽。所谓的黏，是说大便细而软，排之不爽，总有排便难和残便感，而且沾便池、不容易冲走。所谓的秽，是说便的气味大。有时肛门有灼热感，这就是大肠湿热的特点。这样大便就会变得黏腻，像胶水一样，虽然稀，但是也很难排出，中医叫做"湿秘"。

湿秘是怎么造成的呢？首先这类人往往嗜好咖啡、奶酪、葱、姜等辛辣厚味、刺激和甘甜油腻的食品，致使身材偏胖，平时会感觉口黏、口干，但是又不想喝水，有时候肚子闷胀，口臭气味大，容易起口疮。再有一个很大的原因就是饮水不注意，例如每天喝过量的浓茶，或者经常喝酒等。

我们治过一个王姓妇女，初诊的时候对这位病人的诊断不够准确。她自述说患便秘已经5年，某医院诊为功能性巨结肠症，要做手术，家属不同意。长期服用双醋酚酊，开始1～2片有效，后增至24片亦难通便。根据她的自述，我诊断为气血虚便秘，以益气培中、养血润肠为治疗大法。虽然改善了她其他的一些症状，但是便秘的主症却没有得到改善。

复诊时，我仔细询问了她的生活习惯，以往的疾病史，再根据她服药后的症状，才确诊为湿秘。用宣清导浊汤加减治疗半月后，5年的沉疴霍然而愈，避免了手术的痛苦。

所以说，对于便秘，也一定要找到病源，才能标本兼治。现在很多人便秘就用通便药，而通便药多数都有泄下作用，大都含有大黄的成分，只不过不同的药品里面分量有所不同而已。但是经常用这类药刺激大肠的话，大肠的反应力就会下降。所以慢慢地肠子的蠕动就慢了，更容易便秘。治疗这类便秘更需要耐心，不能急于求成。

患有湿秘的病人，一方面要去湿，一方面要通便。不能急下，要一点一点缓缓地通便，像剥洋葱头一样，一层一层慢慢剥，才能将大肠中的黏腻秽浊之物清理干净。治疗湿秘可以用茵陈大黄汤，其实就两味药，茵陈20克、大黄8克。煎煮时，时间不宜过长。先煮茵陈10分钟，其后再下大黄，煮上5～8

分钟即可。每日2次，午后3～4点之间服用60毫升，晚间临睡时再服用80～100毫升，可以连续服用数日，以大便不黏，没有特别的气味为度。

巧用何首乌解决肾虚便秘的困扰

肾在五行中属水，也是人体一切水液的源头。如果肾阴虚阳不足、精血亏虚、生命活力差就会导致精血枯涸，肠道干燥，排便无力，大便也就秘结了。

这类病人，往往体虚乏力、形体消瘦，有的人还会经常感觉心情烦躁，晚上潮热盗汗，精神萎靡，排便时总觉得排便气力不足而费力。

治疗的方法，可以用黑芝麻15克捣碎，加蜂蜜适量搅拌，然后用开水冲服。蜂蜜有补脾益气、润肠通便的功效，也可以单独冲服。不过蜂蜜对于上面提到的湿秘是无效的。黑芝麻能滋阴补肾，也有润肠的功效，两者合用，对于干燥便秘都有很好的疗效。

还有一个方法就是用草决明15克打碎，开水冲泡作茶饮。既能清肝降火，又能益肾明目。草决明含油脂，能润肠通便，也可以用于高血压以及习惯性便秘。

再有就是可以吃点生首乌，怎么吃呢？可以把生首乌打成粉末，每日吞服2～3次，每次2～3克。也可以取生首乌20克煎服，或者煲汤。生首乌能除油腻，和肉类一起煲汤，能使汤的味道更鲜美。

对于老年人便秘，最好未病先防，防重于治。平时可以多运动，如打太极拳、八段锦等，都能整体提高身体机能。另外就是保持心情舒畅，少吃辛辣刺激性食品，多吃粗食蔬菜，饭后吃点水果，养成按时蹲厕的习惯，保持每天1～2次大便的频率，只要持之以恒，自能收到成效，达到益寿延年的目的。

孕妇产后血虚，注意食疗保养

1963年，我随卫生部徐运北部长到陕西省永寿县宣传党的中医政策。那时乡下经济落后，条件很差，乡亲们都没有卫生意识，平时很少洗澡，也没有专门修建的厕所，一般大便时就跑到山坡土埂的后边解决。每次下雨的时候，一些污秽物就随着雨水流进储水窖里，乡亲们就这样取来再饮用，非常不卫生。

我发现当地有位非常不错的老中医，名叫王殿卿，当年他70多岁。他原先在当地卫生室当医生，也培养了几名学生。但是学生们学成之后却找借口赶走了老师。这种"教会徒弟，饿死师傅"的事情，在旧社会经常发生，当时乡村医生从医的途径有限，老师和学生容易形成直接的竞争关系。结果就是很多老师往往"留一手"，这也是导致很多中医技术失传的重要原因。在新社会再发生这样的事情，就有悖于党的中医政策了。

我想改变这种情况，当时也正好碰到了一个典型病例。事情是这样的，我们下乡后不久，一位老太太来到我们的驻地，说她的儿媳妇用旧法接生（在地上放草灰，让产妇跪在上面分娩），顺利产下了一个男孩。但是产后一直发烧10多天，当地卫生所的医生诊断为产褥热，用抗生素等治疗后，上午烧退了，但是到了中午12点钟的时候，体温又会升到40℃的高温，已经连续3天了。她们一家都愁得团团转，听人说上级卫生部门的领导来到她们村，就跑来"请先生"。徐部长知道后，就找到我说："老路啊，我们是卫生部来的，人家来请我们去看病，其他人都不懂中医，只有你最适合。你去看看吧，如果在我们的眼皮底下死了人，那可不好啊！"

我接到这个任务，立刻与工作组管妇幼工作的黄处长一同去了。刚来到病人家的门口，就看见这家的人正在为患者"送五鬼神"，在装满水的碗上摆上五根筷子，几个妇女正念念有词地进行祷告。我一边劝解她们，让她们停止驱鬼的活动，一边查看这位卧床的产妇。她的脸色苍白晦暗，眼睛半睁，喘气无力，精神萎靡。我用手轻轻按她的腹部，她的小腹坚硬胀满，一按直叫疼。据她的家人说，已经便秘好几天都没拉出来了。综合她的脉象和舌象来看，病情已经非常危急，随时都有阳气耗尽，虚脱而死的可能。

她的病，中医称为"恶露瘀滞"，就是产后的恶露郁滞在子宫宫腔，又续发感染造成的。服用药物的话，到产生药效尚需要一定的时间，为了救急，我先用银针刺她大杼、血海、内关、三阴交四个穴位，以保住阳气，养护阴气，调和血气，降低体温。留针20分钟后，她的脸色没有之前那么苍白，已经可以缓缓说话了，肚子胀痛的症状也得到了改善。然后再用生化汤和失笑散两方合服，用童便30毫升为引，以活血化瘀，滋生新血。

服药两剂后，就排出了滞留的胎盘和不少暗黑色的血块，体温降了下来，腹痛也止住了。到傍晚的时候基本恢复正常，神志也清楚起来。

这件事在当地引起了轰动，乡亲们都互相传说，北京来了名医，引得很多人都跑来看病，让我忙得不可开交。县委的领导还专请我们吃一种叫"哈水面"的面食，据说是大禹治水的时候流传下来的传统。工作组的同志们也很兴奋，连连说："行啊，老路，在妇科方面你还真有一套！"

我就抓住这一机会，宣传中医政策，我说："这不算什么，你们当地就有很好的医生，只是没有很好地加以利用。"他们说："是吗？我们怎么不知道？"于是，我就把王殿卿的情况告诉了他们，也告诉了部领导。徐部长、李司长、山西卫生厅洪厅长知道之后，就带着礼物到王先生家里，请他出山，用中医为当地群众服务。

妇女产后初期，下腹和腰部会出现轻微的疼痛，同时阴道会有一些血液、残留组织及黏液等排出，称为"恶露"。大量失血造成血虚，容易让寒邪乘虚而入，寒凝血淤，致使恶露不能畅行，污秽残留腹中以致引起小腹硬结冷痛。清代名医傅山创立的生化汤，就是专治这种症状的。

生化汤：当归24克、川芎9克、桃仁（去皮尖）6克、干姜（炮黑）2克、炙甘草2克。

妇女产后如果恶露不能很好排出或量少，或色紫暗夹有血块，兼有小腹冷痛，可以从产后第三天开始服用生化汤，每日1剂，分2次服。连续服用3～7剂即可。

如果产后身体发冷，胃口不开，也可以用艾条灸大杼、血海、内关、三阴交各5分钟。血海穴有引血归经，治疗血分诸病的作用，这个穴位的位置就在膝盖附近，人坐在椅子上，将腿绷直，膝盖内侧出现的凹陷的上方有一块隆起的肌肉，肌肉的顶端就是血海穴。来月经时按这个穴位能够缓解小腹疼痛。三阴交，具有健脾、和胃化湿、和肝益肾、调经血的功能。这个穴位的位置在小腿内侧，人端坐时屈膝小腿与大腿呈直角状，脚内踝尖上3寸、胫骨内侧后方就是，经常按揉此穴对肝、脾、肾都有保健作用。足三里是一个能防治多种疾病、强身健体的重要穴位，被称为"养生大穴"。在外膝眼下3寸，胫骨外侧约一横指处。端坐时屈膝，小腿与大腿呈直角状，将手心置于膝盖骨上，手自然放松，无名指末端所指的部位有压痛点则是足三里穴。足三里可以补益气血，健脾和胃。

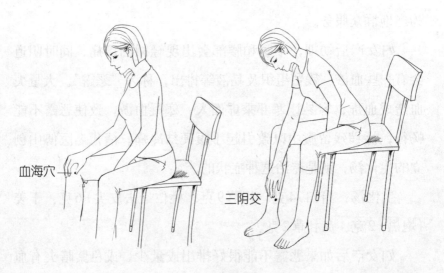

血海穴

三阴交

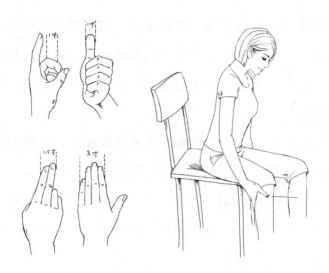

就一般状况来说，中医认为，产前多热，产后多虚。产后血虚最好服用一些补血生新的补益食品，如龙眼肉、大枣，可以生吃也可以煮成羹，适量日食2～3次，还可以放入矢量阿胶同煮成膏状服用，日服用2～3次。

生产是女人一生中最重要的大事，一个新生命到来的同时，也是妇女最脆弱的时候。很多妇科疾病都和产后保养不当有关。所以妇女产后一定要注意调养，既是为了自己，也是为了让孩子有一个健康的妈妈。

口腔溃疡吃不香，阴阳失调莫惊慌

现在，一出门，全是餐馆，今天一个饭局明天一个朋友聚会，就是在家里，也多是过食膏粱厚味，营养过剩，天天五花八门，辛热油腻全进了嘴。没过多久，嘴里就开始疼痛，得口腔溃疡了。一般降降火，一周左右也就好了。特别是有些人一般小病不治大病才看，口腔溃疡了，就去买个溃疡贴，哪里痛就往哪里贴。

但是如果经常得口腔溃疡，或者反复发作，长期无法治愈的话，就要警惕是不是身体的其他腑脏出现了问题。

我有一个病人，嘴巴里长了好大一块溃疡，起了黄点，连着下面的牙龈都肿了。他找到我，我心里一沉，问他，这么严重的溃疡怎么都不早点治疗呢？他说这病已经7年了，老毛病总犯，一般忍两天就不疼了。

这位病人第一次犯溃疡是因为有一颗牙坏了一半，结果就把口腔给磨破了，当时也没多注意。过几天好了，可过些日子就又会复发。那颗坏牙已经掉了，但溃疡却像长在了嘴里似的，一直这样反反复复。他现在岁数越来越大，病发时嘴里火辣辣地灼痛，连着好几天都只能喝粥，吃一点东西就觉得肚子胀。

嘴里生疮是阴阳失调，内火旺盛。内火还分两种，一种是阳盛导致的实火，另一种是阴虚导致的虚火。我这位病人的脉细，是长期气血两虚，导致的虚火过旺。他溃疡反复发作的时间太长了，现在一定是要把这个"火"先压下去，再顺气补气，调理脾肾。

我给他开了甘草5克，砂仁5克，竹叶10克，黄柏10克，这几味药需要用1碗半水，煎至一碗左右，再加少许水继续煎，后反复一次，煎至一碗左右服用。一剂药分两次喝，早晚各一次。

我给他开了两个月的药，随访时他说溃疡范围已经渐渐缩小。

两个月后，牙龈已经不肿了，但是溃疡还在，他说已经不疼了，而且最近没有新发。治病一定要除根，我让他接着服那个药方，然后平日用白萝卜籽、芥菜籽、葱白放一起捣烂，贴在脚心。

后来又吃了不到一个月的药，他嘴里的溃疡已经完全消失了。他非常高兴，说长溃疡的时候，懒食厌食无食欲，当溃疡治好了，才知道肚子饿。

在这里也要跟所有老年朋友说，我们一定要爱惜自己的身体，身体出现各种小症状都不能忽视。平时若要戴假牙，要选择合适的假牙，否则口腔被刮破，就容易产生溃疡。自己的牙坏了，要及时去医院治疗，喜欢辛辣食物的老人最好少吃辛辣刺激性食物。口腔溃疡的防治方法有多种，其中可以采新鲜芭蕉叶适量，用火烤热后贴敷于口腔溃疡处。可以起到清热解毒的作用。

我已经90多岁了，现在还每天都在医院给病人治病，很多来找我看病的老人都问，路老啊，你身体怎么这么好啊，是不是有什么秘方？长寿其实没有所谓的秘方，我跟很多老年病人都说，一定要多关注自己的身体，当身体有一点不舒服的时候我们就要找出原因来，并且要根治它。任何大病都是从小病来的，防微杜渐，你说人还能不长寿吗？愿我们大家都能无病到"天年"。

感冒好得快，关键在出汗

现在很多父母面对孩子感冒都有一个误区，怕孩子发烧，只要孩子感冒发烧，马上就用大剂量的消炎药，不上医院也自备常服。实际上发烧是机体的一种正常病理反应，也有积极的一面。感冒是四时不正之气所致的疾病。一年四季，春暖、夏热、秋凉、冬寒，这是天地四时运行的规律。如果春时应暖而反寒，夏时应热而反冷，秋时应凉而反热，冬时应寒而反温，就违背了四时运行的规律，是不正之气。人受不正之气，就会得感冒，也称作伤风。

在中医风、寒、暑、湿、燥、火六气中，风为百病之长，四季皆可见。

感冒是小病，但是很多医学大家也称之为"至难治之疾，生死之所系"，主要是因为感冒是多种急性感染性疾病早期的共通段阶，如果治疗不当，常会引发其他疾病，如气管炎、肺炎、哮喘、急性肾炎、急性风湿热等，因此又有"感冒为万病之源"之说。

一个3岁的小孩，前些天感冒发烧，无汗，咳嗽，本来略用疏散就可以好的，而医生一见高烧39℃，即输清开灵。当天烧就退了，但家长还没高兴过来，这个小朋友又烧起来，双颊赤，咳嗽，烦躁哭啼。

中医在感冒的不同阶段，会运用不同的治疗原则，药物也有区别，像这样的，不分病理阶段频繁使用苦寒退热剂，其结果是病邪不能很好地从皮肤通过排汗而解，却隐伏起来，这就叫"冰伏其邪"。

大家知道，我们的皮肤表面有很多很多的毛孔，它有一个重要的功能，这就是调节体温。当天气炎热的时候，毛孔会自动打开排汗，以散发身体内的热量，达到降低体温的作用。当天气寒冷的时候，毛孔又会自动闭合，以保证身体内的热量不向外泄漏。其实人的体表是一个自动的温度感应器与寒冷防御保卫系统，在中医学中把它称为"卫气"，而"卫气"的卫外功能显然是与人的年龄、体质、季节密切相关的。在冬季里能够坚持冬泳的人就很少感冒，而在感冒流行的时候，最先感冒的又往往都是老人和儿童，就是这个道理。

感冒发烧的原因之一就是因为寒冷的刺激使人体体表的防御系统功能失常，毛孔闭塞，身体内的热量不能通过毛孔排泄而闭郁，失去调节体温的作用，而出现发烧。（也有一部分人感冒就不发烧，这也是体质因素使然）显然，感冒时的发烧是一种"正邪交争"，是病在肌表，是"表证"。正确的治疗应当是"驱邪出表"，而不是"引邪入里"。初期在表证阶段一味使用"凉药"（如清开灵等）就是致使感冒入里的典型例子。

感冒的部位在表属于"表证"，其治疗的原则必须是先"解表"，如果是伴有里热，也可兼清里，感冒同时伴有的"里热"也多是上焦肺经的郁热，要采用宣发透热的治疗方法，而不可以单纯用大剂苦寒清热药，而贻误最佳的治疗时机，引邪入里，导致失治、误治。

所谓"冰伏"，就是指在感冒的治疗中误食苦寒药物，使本应当透发出表的郁热由表入里而变化成为里热。有时候吊针一上，烧暂时退了，然而接下来常会出现发热难退，或低烧缠绵，伴有恶心、腹泻、腹痛、乏力、浑身难受等症状。这就如同我们家中煮饺子，开锅之后用凉水点锅是为了让热气内聚，使饺子馅熟透。表面上看，已经开起来的锅不沸腾了，然而这只是一种表面现象，其实热憋在里面，这就与感冒发烧用凉药治疗所导致的"冰伏"是一个道理。热暂时被压下去了，病邪却被深伏内藏起来，甚至变生它病！

感冒属于风邪在表的初期阶段，所以治疗的根本是先解表，让皮肤毛孔呼吸畅通，让风邪从体表发解出去，然后才是治里。

所以，孩子感冒了，发烧，首先要让他微微出汗。

怎么发汗呢？这在中医中也很有讲究。不能出大汗，只是微微有点汗，它的专业用语就叫"浆浆微似汗出"，什么叫"浆浆"？就是皮肤轻度出汗，湿润濡润，例如脑门有点潮，轻度、持续的少量排汗。家庭最简单的方法就是先弄点姜和葱段煮水，让孩子喝。一般用两三片姜，两公分左右的葱白两三段，加入适量的红糖，喝完以后，盖上被子先出汗。甚至可以把头捂上，但是要注意保持呼吸通畅，等摸到孩子额头一潮，身上手上也潮润有汗了，就把被子慢慢一点一点地掀开，这个时候一定要特别注意，出汗以后，毛孔张开，很容易再感冒，千万不要再着凉了。

要注意出汗不能出大汗，例如服用阿司匹林这类的感冒药后，蒙上被子一出汗，浑身就像刚从浴缸出来一样，可是大汗后会伤气，大量的热能就随着汗出而消耗，使抵抗力下降，就是损伤正气，孩子就更容易虚弱、更容易感冒。微微有汗说明你的毛孔通了，皮肤呼吸正常了，如果出大汗，即伤人体阴液又耗人体卫阳之气，造成外邪再次侵入，反复发病。现在很多人都不注意这一点，结果使病情复杂化。

三招改善孩子脾胃，自然不会得感冒

有好多小孩体质偏弱。现在都是一个孩子，家里都娇惯，所以从小吃饭，家长都愿意让他多吃一口。可是孩子天生就有区别，脾胃虚、体质弱的孩子，让他多吃了，肯定就出问题。即使身体好的孩子，他的消化能力也是有限的，过食或过度饥饿都会影响孩子的消化系统。

有一个小朋友，特别能吃，吃完了就出问题。他妈妈说，一吃多了就闹肚子，就排气，就上火。所以呢，孩子吃饭一定要适当，看着孩子多吃你都得注意。现在孩子吃多了以后常常出现食积，一受凉马上就会发烧感冒。

对于这种身体弱、脾胃虚、吃饭差的孩子，你可以捏脊。捏脊疗法治疗体虚、胃弱、食积、腹痛，最早见于《肘后备急方·治卒腹痛方第九》，其具体方法，则是50年代发掘于北京的捏脊世家——捏脊冯，说起来还有一段有趣的故事。

当时我在卫生部工作，收到了新华社一个记者的信，信中说，新华社后边的国会街有一个民间中医叫做冯全福，人称"捏脊冯"。每年夏秋之交，有不少家长带着消化不良的孩子来求治，以致街前人满为患，影响交通。这位新华社的记者就建议我们去了解一下看看是不是骗人的。卫生部就派我去调查。我们找到捏脊冯之后，他非常紧张。我们向他宣传了党的中医政策，让他不必紧张，接着对他本人及治疗方法进行了考察。后来又请了几个儿科专家一起评议，确认他的技术是真实有效的，于是由卫生局安排他到北京中医医院工作。该院专门为他设立的小儿捏脊专科，成了医院最具特色的科室之一。

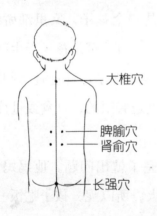

大椎穴

脾腧穴
肾俞穴

长强穴

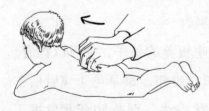

具体捏脊的方法：让孩子俯卧在床上，两手沿脊柱两侧，由下而上连续地挟提肌肤，边捏边向前推进，用力不要太重，沿着督脉的循行路线，从长强穴直至大椎穴中央。在捏脊的过程中，每捏三次用力拎起肌肤一次，称"捏三提一"，也可以捏五次提一下，也可以单捏不提。

捏法刺激较轻，提法刺激较强。捏的时候用拇指指腹与食指、中指指腹对合，挟持肌肤，拇指在后，食指、中指在前。然后食指、中指向后捻动，拇指向前推动[捏脊手法，箭头标示手指运动方向。]边捏边向枕项部推移，重复3遍，以皮肤潮红为度，再重按脾俞穴和肾俞穴。

捏脊的时候要循序渐进，因为小孩刚捏，不习惯，大人也手软，孩子一哭一闹，大人就舍不得捏，结果效果就出不来了。

一开始可以轻点儿，让他慢慢适应。然后逐渐加大力量，但不能过重，以不痛为度，到孩子能适应的程度为止。这是个慢功，不是一天两天就能见效的，尤其是开始的时候力度不够。捏完脊后给孩子搓后背，从颈部一直搓到腰。这个也是每天都得搓，搓热了就可以预防感冒，提高机体免疫力。

有的小孩早上一起来就打喷嚏、流鼻涕，就像感冒一样，他就是过敏性的体质。这种现象多属于脾胃偏弱的人，其实大人也一样。我就建议他按摩鼻子两侧，从迎香穴，经过印堂一直到上边的发际，这一去一回，算一个来回。每天睡觉之前和早晨醒来，先按摩，按摩到什么程度为度呢？一般是五十次，症状比较重的人，一定要搓到鼻子觉得热了。按摩的时候也不需太用力，只要能让孩子感觉到热乎舒服了，就成了。鼻子觉得通畅了，再起床，就不会出现这些问题了。

还有颈部，就是从完骨穴开始，顺着颈后侧的这块肌肉，经过风池、天柱穴，把它搓热。有时候穴道找不准，你就把后颈部整个搓热，再起床就好多了。

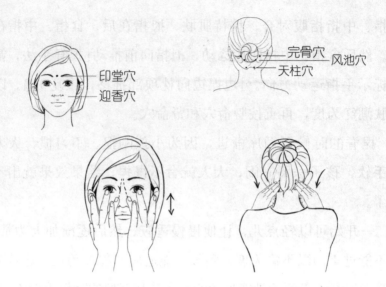

现代人说起感冒的原因，往往归结为感染，很多产品的广告中，也用杀灭细菌病毒等作为卖点。这种看法有没有错呢？说起来也没错。但是我们说生病的原因，不能光从外因来说。例如流行感冒，外因可以说是感冒病毒入侵，那为什么有的人感冒了，而其他人却好好的呢？这就是人体自身的因素。

所以说现代人感冒的根本原因还是内在的正气不足，而不单是外感细菌或者病毒。预防和治疗的时候，也要从脾胃着眼。

感冒发烧常见，病因病理不同

说起发烧，谁一年之中没有一两次感冒发烧呢？所以一些人总是掉以轻心，其实发热是多种疾病初期共性的表现，绝非仅限于一般的伤风感冒，如前文所说的：感冒是万病之源。治疗不及时，可以转化成许多疾病。或许从发烧一开始就是凶险疾病的先兆。发烧也有很多不同的表现，有的高热，如果治疗及时，好得也快；也有的发热日久，就是持续不退，再加上一些并发症，不用几天，就会出现病危重候；还有就是低烧，病因往往很难找到，或称之"无名热"。每种发烧都有它的原因，不管是高烧还是低烧，在治疗的时候一定要因病制宜，不可只看表象乱用药。

下面我给大家分别介绍一下几种发烧的案例。

湿热引发烧，葱白香豉汤

我曾经遇到过一个患者，是位厨师，今年30岁。这位朋友因为起居问题而发病，每天下午先是冷得要命，盖了两层被子还是不行，然后就开始发热，高达38℃，就这样过了五六个小时后，又开始大汗淋漓，一直延续到第二天凌晨。冷一阵子热一阵子，头还疼，整个人没有精神，说话、思考时，边咳嗽边说话，断断续续。嗓子眼里有痰不易咳出，嘴唇发干，不想喝水。边说话边捂着肚子，胸闷不想吃东西。这位朋友在此之前作过检查。西药吃了，中医也看了，结果还是不行。

很明显，患者是湿遏肌表，内壅于肺，表里气机不通，上下气机壅滞。

在治疗时，要注意标本兼治，不要只治体表的发热而忽视了内在病状，在表就要宣卫气，把体表的湿浊通过体表宣散出去；在里就要通达肺气，和降胃气。于是我给他开了方药。

我告诉他，在服药同时，可用温开水泡陈皮代茶饮，如果自感畏寒减退可服用葱白香豉汤，做法简单，用鲜葱白5枚（切碎），淡豆豉9克，鲜姜3克，用水120毫升煎煮10～15分钟、煎剩约80毫升，去渣温服，盖上被子稍微汗出就可以了。葱、豆豉等都是日常生活中常见的材料，方便实用。按我的方法服用不到一个月，这位患者的病情就大有好转。

病因不同，临床表现也不一样。像上述的患者是典型的风湿郁表引起的发热，这种发热的表现以身体内部发热，但是表皮并不是很明显发烫，流汗之后也并没有明显降低体内温度为典型。

小小的感冒就可以把人折腾得够呛，所以在诊治的过程中千万不要只看一面，一味地解热发汗，徒伤气津，造成坏病，加重病情，应当宣透郁闭，畅达上下气机，表里同治。同时还要注意自我的调理，但最好在医生的建议下。像我给上述患者说的方法，疗效就会比较明显。

脾胃虚弱引发烧，注意用药得适当

发热有因。高热虽减轻，但余热不尽，病邪虽轻而体力大衰，造成病势缠绵。持续低热不退者，持续的低烧如同海水之潮起潮落有时间规律，大多每天下午开始，体温微高。

曾遇见一患者，是个小男孩，11岁，由于晨练跑步的时候，出了很多汗，衣服都湿了，回家又吹空调，结果就开始发烧，刚开始是高烧，服了西药后退热了，但是第二天就头晕沉重，全身困倦酸楚，有轻微的咳嗽，自觉喉中有痰，咳之不爽，咽痛鼻塞，流黄浊涕，每日午后体温波动在37.2℃～37.8℃之间，根据他目前的病情，我认为他是正虚而余邪残留于肺，少阳枢机不利，治疗当以清透肺中余热，疏利三焦少，阳气机为原则。

发汗可以退热，但若方法不当，或无视病人体质，发汗太过，则会造成病情的转化及复杂性。在治疗疾病的时候，不能伤及人体的正气、免疫力。如果体质本来就虚弱的人，一定要注意扶正祛邪，即一方面当扶助患者自身的正气，一方面掌握用药去邪的强弱程度，少则药力不足，服之无效，过则损伤人体正气，所以首先用药要恰到好处，无有偏激，中庸为上。

天然白虎汤，暑湿发热佳酿

我们都知道，一般夏天的时候容易下雨，特别是在南方，梅雨的季节一到，细雨就开始绵绵不停，湿气就会特别重，但是夏天又很热，形成高温多热的气候环境，所以暑季具有高热多湿的特点。

一患者，初诊时，发热，汗微出，心烦，急躁，周身酸楚，后背为甚，舌边尖稍红，又见腹胀，口苦，恶心呕吐，眩晕等症状，因为他发病是在六月，系暑湿郁遏于表，少阳胆火郁滞，治疗宜宣暑去湿，和胃清胆。

我还建议他在服药后病情减缓的情况下，做些调理保养，这是非常必要的。下面有几种食疗的方法，大家可以看看。

可以买一个西瓜，取瓤榨汁，可以频频作饮，西瓜可以清暑祛湿，古有"天然白虎汤"之称。西瓜皮又有"西瓜翠衣"之美称，可洗净后切片，放入食盐少许调味，清炒作菜。

暑季高温多湿，空气流通欠佳，风少闷热如蒸，同时气压偏低，特别是心肺功能偏弱者，可备：西洋参10克，麦丹参10克，五味子6克，煎水频频饮，可益心补肺，敛汗生津。

暑季感冒当以宣透暑热，芳香宣化湿浊为宜。用方多以藿香正气散加减，有寒热往来的发热、中医或称为"胆经湿热"，即一会儿热、一会儿冷、口苦、口黏、舌苔黄而厚者，可与蒿芩清胆汤加减变方，暑天季节酷热高温，人体排汗不断，出汗不但令体内水分丢失，在排汗的同时，体内热能也随汗液外泄，造成气阴两虚的体质，暑季人又多贪凉饮冷，或用空调，都是造成暑季暑湿感冒的原因之一。

以上我们可以看出，发烧发热并不单纯，不同的病因，不同的体质，不同的季节治疗方法截然不同，所以一旦我们有发烧的表现千万不可大意，应及时到医院治疗，以免延误治疗的时机。

在日常生活中，还要注意日常的调理和保养，有一个好的身体比什么都强，你说，对不对？

第六章

慢性疑难病的脾胃养生法

　　如今越来越多的慢性病困扰我们的生活，这是由于环境污染、各种高油脂快餐充斥在人们日常生活中，成为影响健康的定时炸弹，尤其是高油脂的食物。还是那句话，想要健康，就必须养成良好的饮食习惯。

厨房配料随手敷，肩周炎手到病自除

有一位于姓的患者，女，47岁，是个干部，发病的时候是在冬天，晚上下班回家的时候突然感觉左肩疼痛难忍，稍微碰一下就很痛，一个晚上都没睡好觉。第二天上午就找到我来看病，我给她诊治的时候，她下意识地抱着左肩部，怕我碰到，可见昨晚疼得不轻。我告诉她："这是你昨晚受寒气，气血不流通，导致关节痹阻，就是咱们常说的痹证，这个季节稍不注意就会发病。你这是急性期的，来得快，但也不要过于担心。"

像她这种突发的病症，来得急，就要以镇痛为主，多采用针刺的方法。我取足三里、养老、阳辅三个穴位，留针20分钟，每隔5分钟捻针一次，等到扎针10分钟的时候，她自己就觉得疼痛大减。等到20分钟结束后，疼痛已经基本消失。在场的都觉得很神奇，该女士刚进屋的时候护着肩，临走的时候已经能够活动手臂，前后曲伸。我还告诉她平时一定要注意保暖，加强锻炼。并且给了她一些肩周炎预防保健的方法，用日常所见的材料组成外敷药，比如老生姜200克，葱子100克，甜酒50克。将葱姜捣烂后，炒热，用甜酒搅匀，敷痛处，效果也非常不错。

还有就是到了病的慢性期，表现主要是疼痛程度不重，但肩部活动有障碍。我建议她在这个时期将针灸与按摩法并用，穴位有足三里、养老、阳辅、肩髃、天宗、后溪、合谷，但须巩固2～3个疗程，方能见效。

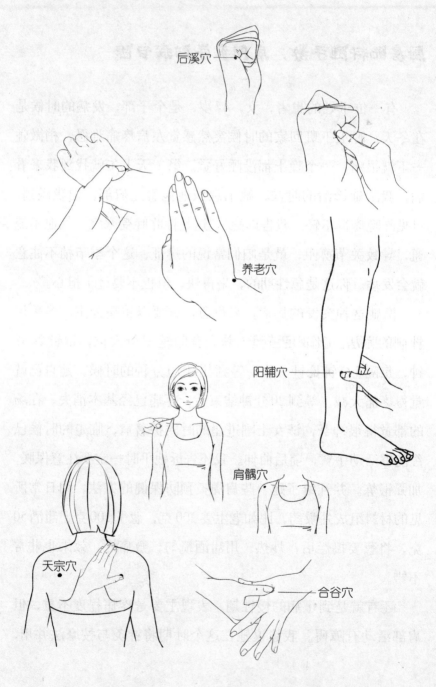

也可以让家人帮忙按摩，以改善经脉循环，松弛肌肉的紧箍感，增加肩关节的运动，要注意手法不宜过重，要轻揉慢按。力度要恰好到达疼痛点，疼痛才能得到缓解。后来的事实证明，这些方法真的不错，这位患者康复得很快。如果有朋友的肩部疼痛症状和这位女士的相同，不妨可以试试这个按摩的方法。

对于肩周炎这种慢性病变，如果大家能够做到及时有效地治疗，加强锻炼，做好日常保健，就不会给你的生活和工作造成不便。

慢症疾发谈中风，阶段调理要得法

近年来，中风这个病，越来越低龄化，这与我们的饮食高热量、高脂肪，工作生活节奏加快、竞争压力增大有关，也与人们的健康观念和自我保护意识不强有关。看待中风，我们要用辨证的方法。根据人体的五脏六腑，十二经络的分布和功能的不同，中风的深浅和轻重也会不一样，临床表现也不会完全相同，而且在病变的过程中还会相互影响、相互转变，所以在治疗的时候要有目的性、针对性、阶段性，循序渐进，才能达到治疗的目的。

中风初期，大补别急

我遇到过一个病人，男，64岁，因为生气发怒，导致身体的左侧瘫痪，于是大吃补阳之药，谁知越吃越差劲，身体左半边瘫痪加重，最后他到我这里就诊。刚开始见到他的时候，他左半边的身体已经不能动弹了，手脚强直僵硬，说话口齿不清。他自述病症，说是胸闷，头晕，肚子胀，还心烦，估计这次是大限将至，十分地悲观无奈。

我安慰他说病情并没有那么严重。像他这样的症状，尚属轻浅，本质是阴虚火旺之体，兼挟痰热。如果大补的话，会加重气血壅滞，烦热痰凝，气血上升，血压升高。我给他开了祛风通络、平肝熄风、滋阴潜阳的药物。还嘱咐他平时不要生气，想开些，保持良好的心态，不要过度劳累；最好少吃些高盐及高脂肪、高胆固醇的食物，多吃豆制品、蔬菜、水果、鱼类；还要特别地注意保暖，以及天气的变化；功能恢复期，走路小心不要跌倒，像系鞋带。弯腰的动作尽量少做，家人一定要时刻照看着。

两个月后，他的病情已经完全好了，并且按照我说的注意事项，在生活上和心态上都和从前大不一样。临床上这样的例子还有很多，因此，在中风的急性期，千万不要急于大补！

中风中期，握好时机

有一位男性患者，58岁，工人。平时喜欢饮酒，有咳喘的病史，一天夜间小便时突然昏倒，不省人事，小便失禁，大约40分钟后才苏醒。医院以脑溢血给予处理，一个月后到我这里求诊。初见他时，他的右半边身体已经不能动了，说话也是口齿不清，都是家人代答，喉咙里痰多，还有痰鸣的声音，表现得很烦躁。这是肝风挟痰，上扰清窍，阻碍经络导致的，治疗就要清痰，平肝，息风，我给他开了药方，又叮嘱患者及家属要注意康复训练，再配合针灸治疗。二诊时候，舌头能伸出来了，说话也好了许多。我又针对他当时的情况加减药方。三诊再来时，身体右半部已经有所好转，手指头也能动了，视病情我又酌情加减药方，并嘱加强康复训练，两个月后，已经是基本痊愈。

对于这个阶段的中风，除了用药，康复运动和体能锻炼也是必需的。我叮嘱他的家属，需要经常帮助他进行锻炼，多活动一下关节，多做按摩，加强认知、吞咽、语言及运动功能训练等综合康复措施，以达到治愈目的。

上肢取穴：肩髃、曲池、外关、合谷。

下肢取穴：秩边、阳陵泉、足三里、解溪、太冲。

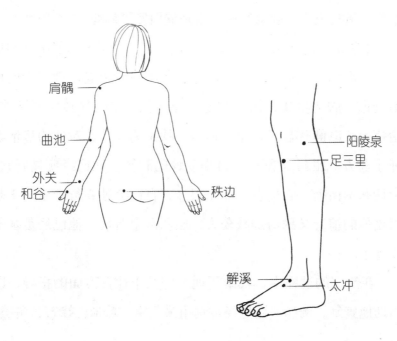

一个月后，家属打来电话，告知我他已经基本好了，说话也清楚了，自己会端碗吃饭了，他还非要来当面谢谢我。我告诉他的家属，病好了就是对我们医者的最大的谢意，叫他以后还要坚持作好保健和预防。可见上述的按摩方法是值得使用的。

中风后期，扶持正气

患者朱某，男性，67岁，冬季的时候突然发病，感到身体左半边活动不利，曾经住院诊治，虽有好转，但仍然落下半身不遂的后遗症。家人送他到我这里来看。除了上述的症状，主诉还有耳鸣、眩晕、腰膝酸软、怕冷的感觉。这位患者年纪大，整个身体状况比较虚弱，加上生气动怒，劳累过度，导致脾肾虚损，风痰上壅，阻遏经遂，于是就引发了病变。

中医讲"肾主水"，就像一个水闸，如果肾虚不能很好地调控，水湿积聚，就会产生痰湿；再加上患者年老，脾胃功能渐渐衰退，脾为生痰之源，脾虚不能运化，也会导致痰湿阻络。治疗大法以健脾益肾，化痰通络，扶正为主。针对他的病情我开了药方，服药28剂后，再来复诊的时候，他已经明显好转，说话基本清晰，心情也开朗了很多，自己会独立行走了。于是根据他的情况又酌情加减药方，服药两个月后，他已经是基本恢复了。

在治疗的过程中，我给了他一些关于饮食方面的指导，以帮助他康复。例如，让他经常食用黑芝麻、黑米、蜂蜜、鱼类、甘蔗、蔬菜等清淡的食物，另外也可以用山药50克、冬瓜150克，慢火煲汤30分钟，加调味料进食。

我还给他介绍了艾灸的方法。艾叶本身就有温经通络、行气活血、祛湿散寒的作用，经常用艾灸灸足三里，对中风的康复是非常有益的。民间俗话亦说"若要身体安，三里常不干"、"三里灸不绝，一切灾病休"。因为灸疗可温阳补虚，所以灸足三里、中脘，可使胃气常盛，胃气盛，阳气足，精血充，从而促进机体的恢复，达到治疗保健的双重效果。我们老年人，应该特别注意这些，平时作好预防和保健，疾病自然不会找上门来。

关爱女性，让"好朋友"按期而至

近年来，人们对女性疾病的关注越来越多，比如国际上把十月的第三个星期五定为粉红丝带关爱日，这是对女性爱护乳房很好的关怀与重视。但是女子的月经病，也不容忽视。作为一个女性，时刻都要爱护自己，自己的身体好了，生活、人生才能完整充实。

肝肾不足致经闭，饮饮汤来喝喝酒

女子年满18周岁月经尚未来潮，或已行经而又中断3个周期以上者，即为"闭经"。发生闭经的原因很多，像生活的环境，自身的性格脾气，饮食不当，先天禀赋不足，肝肾阴虚，或是久病不愈，劳累过度等都会导致闭经。

我遇到过一个小姑娘，才20岁，结婚比较早。17岁来的初潮，初潮之后隔一年又来了一次，也就是一年一次，此后就再没有来经的现象，做过很多检查，服用多种药物治疗，均未获效，经介绍来我这里就医。她说是自己感觉腰酸腿酸，没有劲儿，稍微劳动一下就很累，头晕目眩，心烦意乱，睡眠质量非常不好，一点小动静就会把她惊醒。乳头有瘙痒的感觉，有时候有乳汁分泌。这正是肝肾不足，肝气郁结的症候。

中医认为"肾藏精"，对女性激素起到至关重要的作用，患者初潮时间太迟，说明先天肾精不足；加上结婚太早，更容易耗伤肾精。同时"肝藏血"，而肾藏之精与肝藏之血是同源关系，中医还特别强调了肝与月经的关系，认为"女子以肝为先天"。说明人体精血的充足与否，对女性月经的来潮，有着密切的关系。但是这个精血的排泄，则受到肝的疏泄作用的调节与控制。如果长期精神抑郁，情志不舒，烦躁，易怒等，一方面会影响精血的产生，另一方面将直接影响到精血的正常排泄，导致月经异常或闭经。

该患者腰疼膝软，疲乏易累，怕冷等症状即是肝肾不足的表现，而头疼心烦，失眠易惊，且有溢乳现象则表明其肝气郁结、情志不畅的特点，因此在治疗上就要先解其郁，兼清其热。

我给她开了药，服药20剂后，症状有好转，头疼心烦之症消退，泌乳现象消失，并且行经一次；我又开了滋补肝肾的方药，她的月经逐渐恢复正常。该女子欣喜不已，说自己终于有了做母亲的希望。

在服药期间，我根据病情给了她一些小小的配合治疗的方法：甲鱼1只，瘦猪肉100克，共煮汤，调味服食，每天1次，每月连服数天。另外在服药后期可以饮用常春酒，制法也很简单，取山萸肉100克，枸杞子200克，好酒1500克，将两味药捣碎，装入瓶中，用酒浸泡7天即成，每次空腹饮1～2杯，每日3次。还有一个办法，就是经常按摩天枢、关元、合谷、三阴交、肾俞等穴位，这对闭经的治疗和康复是非常有效的。

寒湿阻络使血瘀，秘方煮了鸡蛋吃

我曾经遇到过一位患者，31岁，结婚4年，停经5年，还没有生过孩子，经常感觉手脚冰凉，小腹冷痛，怕冷，浑身无力，吃饭不香，白带量多清稀。我问她住在哪里，家乡是哪儿的，做什么工作？她说以前在南方老家生活时，经常在月经前后，甚至月经期间水里劳动，再加上居住的环境也很潮湿，当时以为年轻没什么，能扛得住，结果现在是年纪不大也落得一身病。

她这是寒湿阻络，寒凝血瘀引起的闭经。中医认为血"得寒热则行，得寒则凝"，如果本身机体的热量不足或是长期受到外界环境的寒冷刺激，都可以引起脏腑生理功能下降，气血运行不畅，而引起闭经。特别是行经期间，机体相对处于虚弱状态，外界的邪气就很容易乘虚而入，她又经常在水里劳动，能不出毛病吗？所以在治疗上要温经散寒，行血除湿。我针对病情给她开了药。

我给她推荐了几种既可以预防又可以治疗的小方法，用艾叶9克，生姜15克，鸡蛋2个，加水适量，放入砂锅内同煮，蛋熟后去壳取蛋，再煮一会儿，调味后把汤喝了，把蛋吃了，每天1次，每月连服5～6次。还可以用生姜、大枣、红糖煎水代茶饮。

该女士服药半年后月经恢复正常，并在第10个月顺利怀上孕，后来生了个大胖儿子，全家人感激不尽。

乳痈肿痛不犯愁，几味药儿敷和饮

乳痈，也是妇女常见的一种乳房疾病，常见于产后妇女。从经络关系上说妇女乳头属肝，而乳房整体又隶属阳明（胃经），所以从经脉上说，乳房疾病多与肝经、胃经关系密切。一般产妇在孕期就显得娇贵，各脏腑功能也比较旺盛，所以中医说孕妇产前大多体质偏热，因为有热就容易经常发脾气动火，导致肝气过盛，久而化热，再加上一般的家庭都认为产后要吃大补之品，导致消化不良，产生蕴热。这种肝气过盛和蕴热就会引起肝、胃二经的运行不畅，于是就发生气血凝滞，导致乳络阻塞，一阻塞就会疼痛。久则气血腐化成痈。乳痈一般分为郁乳期（初期）、成脓期（中期）、溃脓期（后期）。下面就给大家说一个乳痈初期的病例。

陈姓女子，27岁，产后12天，由于饮食不当，吃了过多辛辣肥腻的东西，结果导致体内积热随经脉而瘀滞乳中。导致乳汁分泌不出来，婴儿吃不成奶，成天饿得哭闹，大人也是心烦意乱，结果没几天左侧乳房就有肿块出现，疼痛发红，就找我医诊。我给她开了清解消散的药方，服药5剂后热退肿消。

乳痈初期可以用下面这个方子治疗。用橘叶20克，大瓜蒌1个（切碎），荆芥9克，连翘12克，浙贝12克，甘草节10克，赤芍10克，水煎服，一般3～5剂。如果身体发冷，就把荆芥加至12克，发热的则加僵蚕10克。以上药物，用水250毫升，先浸半小时，再以文火煎半小时，倒出药液后加水适量，第二煎煎20分钟。将两煎合匀，趁热服一半，喝完药就卧床休息，根据气候冷暖调节衣服，以快要出汗而没有出汗为度。

前面我们说了内消的方法，对于乳痈初期，也可以用外消贴敷法。桃仁30克、青黛15克、朴硝30克、蜂蜜适量，将前三味药放入蒜臼内或粗瓷碗中，以木杵捣烂，再加入蜂蜜同捣，成为稀膏状，摊于纱布上（以乳房红肿部位大小为准），先将患部洗净，然后将药膏贴于患部，外以橡皮膏固定，1～2日一换，连贴5天为一疗程。

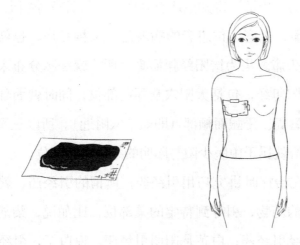

大家不要等到身体有毛病了才知道爱护自己，平时就要注意预防和调理，尤其是产妇，在饮食上一定要忌肥甘厚腻，不要贪一时的美味。还要注意保持乳头的清洁，及婴儿口腔清洁，不要让婴儿口含乳头睡觉，产妇自身要保持良好乐观的心态，这样，母婴平安，全家得福。

远离"天下第一痛"——三叉神经痛的根治方法

三叉神经痛发作于面部的三叉神经区周围，号称"天下第一痛"。就因为它发作起来如刀割，似电击，甚至微风拂面也让人疼痛难忍。很多患者都说三叉神经痛，"痛一次终身难忘"。

曾经治疗过一位患者，男，65岁，是个退伍军人，来就诊时痛得话都不能说，都是以书写的方式来和我交流，体型偏瘦，面色发红，没有精神，他告诉我他左边的脸一阵一阵地抽痛。经过我们的"谈话"得知他还有高血压、气管炎等病史。

很明显，折磨这位患者的病就是三叉神经痛，也就是人们常说的偏头痛。头为诸阳经脉汇集之所，就经脉分布来说侧颈部属于少阳胆经，包括太阳穴及耳前部位，同时就面部属于阳明，包括唇周、牙龈面颊部（即颊车穴附近）。所以三叉神经的分布，恰恰就属于中医少阳与阳明的经脉走行部位。

中医在治疗时讲究巧用引经药，所谓的引经药，就是要把有效治疗的药物，引导到特定的某部位，比如说，柴胡、川芎就是少阳经引经药，白芷是阳明引经药。说白了，引经药就像领路的导航员。除此之外，颈部又受到精、气、血的濡养，所以又与肝肾功能密切相关。所以不管我们的身体哪里出了点小差错，就会影响头部。加上这位病人年纪比较大，肝肾脾胃的功能都有所下降，运化濡养的机制也不是太好，肝藏血，肾主精，这两个要是功能失调或受风寒、风火的影响，清窍就会失去濡养。经脉就会不通，进一步引起三叉神经痛。我给他讲了他得病的原因，并根据他的年龄病情开药。像他这种情况，虚的不要过于大补，实的也不要过于疏泄，要适当地用药。要不就会适得其反。

在服用7剂药后，他再来的时候，精神明显有好转，也能说话了，并告诉我头部不是阵阵地痛了，疼痛间隔时间变长，痛感也减轻了。我又根据他的病情开了清泻脾胃之火的药方，并告诉他调换药方的理由。这位朋友因为病情的好转，十分信任我，笑着说我让他吃什么就吃什么。

三诊的时候，又综合全局，将方药调成滋补肝肾，调脾泻胃疏风定痛之方。20天后再来看时，这位病人的疼痛已经完全控制住了，在刷牙、咀嚼等动作的刺激下也不发痛了。追访半年，没有再复发。

患有三叉神经痛的病人，平时可以服用天麻20克，全蝎8克，白芷15克，细辛5克，防风15克，川芎10克，羌活10克，麝香0.5分，上方共为细末，每次服用2～3克，3～4次每日，除服用药物外，还可以大拇指或食指，穴位按压，如合骨、外关、太阳、风池、颊车、翳风、听宫等也可以起到缓解疼痛的治疗效果。

导致男子不育的六大原因

《黄帝内经》中说，"二八，肾气盛，天癸至，精气溢泻，阴阳和，故能有子"。说的就是男子到了成人阶段，促进生长和生殖机能的物质旺盛，产生精液，男女和合，始能孕育。这句话里也讲述了肾气对于男子生育的重要性。而肾虚则是不育症的重要原因。但是对于男子不育的调养，一味地补肾也是不妥的。例如补肾时，只知"呆补"，就是不管脾胃功能如何，就吃熟地、肉苁蓉之类的滋腻阴柔的药品，脾胃如果消化吸收不了，不但补药的药效没有，反而损伤脾胃。还有一种"骤补"，就是一看到肾阳衰微，就服用鹿茸等辛温干烈的补药，导致相火上亢，损伤阴液。第三种就是"蛮补"，不管病人本身的体质禀赋，用"五虎群羊，牛鞭海马"大补特补，结果欲速则不达。

所以对于男子不育，一定要区分具体的情况来进补，不能一味蛮补。同时还要时刻保护脾胃，不能为了补先天而损后天。这也是宋代医家孙兆提出"补肾不如补脾"观点的原因所在。陈士铎在《辨证录》中提出男性不能生育，有六大原因：一精寒；二气衰；三精少；四痰多；五相火盛；六气郁。我参考陈士铎的理论，用于临床中，多年来在治疗男子不育症方面，取得了满意的效果。

四肢发冷，腰膝酸软——精寒不育煲汤饮

精寒，主要是先天体质差或肾阳衰弱导致人体火力不足，营养物质不能气化，致使精液清冷而不能种子，肾阳亏虚，则会导致精子活动力差，存活率低下。

我治疗过一个男性患者杨某，31岁，结婚5年来，一直没有生孩子。据他介绍，经常梦遗早泄，阴茎勃起不坚，失眠多梦，怕冷畏寒，手脚冰凉，腰膝酸软。当时去过海淀医院检查，说精液不能液化，精子活动力迟缓，死精子占20%。我给他诊断，确定是命门火衰，导致肾阳火力不足，以致精子活动力迟缓。治疗的时候，以补命门、助肾气为主。

可以用肉苁蓉10克，巴戟天10克，仙灵脾10克，仙茅10克，菟丝子30克，乳鸽一只，调料。

对于此类不育症患者，可以配合隔姜灸治疗，穴取命门、肾俞穴、太溪穴，各灸3壮（或者10分钟左右）。命门穴是先天之气蕴藏所在，人体生化的来源，生命的根本。命门之火体现肾阳的功能。配伍肾俞穴和太溪穴，对于治遗精、早泄、腰脊酸楚效果显著。这位病人两个月后去医院检查，说精液已经转为正常了。

倦怠无力，精神萎靡——肾气虚衰食狗肉

肾气即人体元气，是激发人体生命活动的重要物质，也是推动其他脏腑、经络正常生理活动的动力。人只要元气充足，精神就会充沛，人就会强壮。反之则手脚倦怠，容易疲劳，精神不振，气短无力，性功能衰退。

肾为先天之本，禀受自父母，传递给子女。肾气化生精子，如果肾气衰弱，就不能很好地化生精子。所以我治疗男性不育症过程中，如果是因为精子畸形或者死亡率高的，只要调理好腑脏，让精子有一个阴阳平衡的生存环境就可以了，相对比较简单。而如果是因为无精导致不育的，治疗起来就比较麻烦。

肾气虚不育与肾阳虚导致的精寒不育的主要区别就是阳虚的人感觉怕冷，而肾气虚的人主要表现为疲乏无力。有一位34岁的男性不育患者曾经来诊治，他说已经结婚5年，至今没有生育。医院检查的结果是精子活动能力较弱，死精子占2/3，常常感觉腰酸膝软、心悸失眠，而且同床后常常早泄、疲惫无力。他这种不育症主要是由肾气虚衰不能化精所致。我的治疗方法就是补肾填精，健脾益气。经过三个月的调理，腰酸、心悸失眠等症状已经减轻，精神也饱满，他告诉我已去医院化验过，医生说精子的活动力已经恢复正常了。

这里推荐一个补气狗肉汤菟，丝子30克，海马10克，鲜

山药200克去皮切成小块这三种药材冷水浸泡半小时，然后用纱布包好放入锅中，加水适量，煎煮半小时后去掉药渣，加入250克狗肉，武火炖半小时，再用文火炖2小时，加食盐、味精、生姜、葱适量，即可食用。这个药膳补肾健脾，对于治疗肾气虚衰、精神不振、腰膝酸软等症的病人，都很不错。

小腹涨痛，食欲不振——精少不育归脾汤

因为精少导致不育的男子，一般多是脾肾两亏。先天之精禀受自父母精血，是生命的源头。但是人出生离开母体之后，就需要后天营养物质的养护。脾胃虚弱，饮食不振，就会导致营养物质不足。后天的水谷之精就无法充养先天肾精，最终造成脾肾两虚。调理的方法，首先要健脾和胃，等到脾胃功能正常了，才宜补肾。如果不顾脾胃的吸收和消化能力，单纯直接补肾，就属于"虚不受补"了。

我治疗过一位姓崔的男性病人，说自己结婚4年，妻子没有怀孕。精液检查，质清稀，精子计数150万，精子成活率40%。他向来脾胃虚弱，食欲不振，小腹胀痛，打嗝连连。晚上梦多，心烦急躁，容易疲倦，稍微一动就出汗。

这是比较典型的脾肾两虚兼挟情绪烦躁的症状。故拟先调理脾胃，于是用归脾汤加减。一个月后，病人说食欲增加，睡觉安稳，精神也好了很多。这说明他脾虚胃滞的症状已经改善了。但是其他的如腰酸腿软等肾虚的症状还在。于是用紫河车、

龟鹿二仙胶等药品平补肾阴和肾阳。又过两个月后，化验精子，已经完全正常。

身体发胖，口粘舌胖大——痰湿不育六君子汤

这种不育症，多发生于形体偏胖的痰湿体质。痰是由湿邪凝聚不散而成的。中医所说的痰，除呼吸道经呼吸而排出的狭义的痰之外，还有许多广义的痰的意思。这里的痰或痰湿，指形体肥胖脂质偏多，而壅塞于产精或输精管道，或指结节、症瘕等物。这类物质的沉积壅滞，阻塞精道就易导致小腹下坠，阴茎胀痛，阳痿或者勃而不坚。痰湿像胶着的油脂一样，充斥人体，同时也瘀阻了精道，让精液无法排出。治疗的准则是健脾、消痰，再配合软坚通窍、活血逐瘀的药品，通其壅滞。

曾治疗一位男性病人张某，结婚两年没有生育。他的体型比较肥胖，平时稍一运动，就大汗淋漓，胸闷气短。平时肢体沉重，头晕目眩，口黏口干。老感觉喉咙里有痰，但是又咳不出来。他的精液检查结果是黏稠度（＋＋＋）。这就是因为痰湿郁积而化热，阻碍了气机的正常疏泄。治宜祛湿，化痰，辅助以活血祛瘀。

用六君子汤加杏仁、杷叶、黄芩、茵陈。平时让患者用茯苓10克，橘红5克，橘络5克，生苡米15克，浙贝6克，加粳米50克，煮粥食。只要身体的内部环境阴阳平衡，渠道畅通，自然肾气旺盛；精道畅通，液化正常，孩子自然很快就会来临。

性情烦躁，容易发怒——相火盛用双柏煮花生

自然界的太阳有巨大的能量，人体中也存在类似的热能与动能，以维持人体的体温和机能活动，中医把这种生理功能称之为"火"，并把这种火按其生理功能分为两类，一类称"君火"，一类称"相火"。心火就是君火，肝肾两脏的火是"相火"，两者共同组成人体生命之"火"。相火也是一种激发人体生理功能的动力，似乎多与人体荷尔蒙相关。相火过旺，常常导致性欲过强，阴精告匮，容易产生血精，精子死亡率也高。相火盛的人，往往性情暴躁，容易发怒。火旺则心肾不交，晚上多梦或梦中性交、梦中遗精。

一位吴姓病人，30岁，自述说婚后6年未育。他婚前曾因为淋雨引起恶寒发热，治疗后，发烧退了，但是此后就变得心烦易怒，晚上梦多，有时烦躁难安。阴茎红肿，小便短黄，大便三日一行。他这种症状就属于心肾不交，相火偏亢。治疗法则就是滋阴降火，交通心肾。调治四月后，他的妻子受孕。

对于有类似症状的读者，可以把双柏煮花生米当零食吃。

原料：花生米250克，柏子仁15克，知母、黄柏各10克，精盐、葱段、姜片、桂皮各适量。

制法：将花生米去杂洗净，放入锅内。柏子仁、知母、黄柏拣净，用纱布包好，加500毫升水，煮半小时，去药。加花

生米、葱段、姜片、桂皮，旺火烧沸后，改为小火焖烧至熟，加入精盐再烧一段时间入味后，即可起锅食用。

花生被称为长寿果，是滋补益寿之佳品。柏子仁性平味甘，是养心安神、益脾润肠常用之品，知母、黄柏滋阴，直清相火，与桂皮相配，这就是李东垣的名方"滋肾通关丸"，能清下焦相火、湿热。这个零食对于心肾失交导致的失眠也有很好的疗效。

性情孤僻，精神抑郁——气郁不育菊花鸡肝

气郁不育症的患者，一般都性情孤僻，精神抑郁。病机是由于肝失疏泄，不能条达。中医认为"肝主筋"，即筋脉的强劲柔韧，与肝相关，还认为"筋者聚于阴器"，即男性生殖器为筋脉集聚之处。再有从经脉循环行部来说。肝的经脉，经过小腹，绕过阴器。所以如果气郁伤肝，由于精神因素，孤僻消沉，不仅直接影响内分泌系统，导致荷尔蒙系统分泌紊乱，或可造成性欲减退，精子生成障碍，同时筋脉得不到濡养，阴茎也就萎弱无力，房事时自然举而不坚，所以影响生育。

此外，肝郁时间长了，就会聚蕴湿热。湿热郁蒸，精子的死亡率自然就高了，同样会造成不育。我曾经治疗过一个肝郁脾虚、湿热下注导致结婚3年不育的病人，也是一例以疏肝解郁，清泄肝胆湿热而成功的病例。

气郁不育症，可以通过调理气机疏达情志来治疗，所以平时也可以喝橘皮粥。用橘皮10克，合欢花10克，粳米100克，加清水煮至粥将成时，加入橘皮，再煮10分钟即成。橘皮粥具

有理气健脾的功效，能调理人体气机。

另外还有一个菊花鸡肝汤，也非常适合气郁化热病人。在沸水中加入料酒、姜汁和食盐，随即下银耳15克，切片鸡肝100克，烧沸，撇去浮沫，待鸡肝熟时，调味，再入菊花10克，茉莉花5克，稍沸即可，佐餐食。本品具有疏肝清热、健脾宁心的功效。

男子不育症病因，虽非一端，但主要是房劳伤肾；或思虑伤脾；或先天不足，生理有缺，影响输泄。因此，除用药物、针灸等治疗外，尚宜节房事，保葆真元，加强锻炼，合房宜时，自可不药有喜。

益气健脾治结石，饮食习惯要节制

胆结石，从中医上来讲是因为胆郁气结、湿热蓄积，煎灼成石。这个病的治疗一定要尽早，否则会渐积而大，郁塞壅滞发为黄疸，我的学生曾经主诊过一个胆结石患者，患者入院以来持续高烧不退。我的学生看他年纪又大，体质又弱，为了慎重起见，打电话叫我过去看看，我到医院时，因为情况紧急，学生边走边给我讲述他的病情，原来他的胆结石已接近鸡蛋大小，患者是江南人，爱吃甜食。听学生这么讲述，我大概明白了他为什么持续高烧不退。原本他胆气郁结、湿热熏蒸，加上爱吃甜食。事实上，甜食会使痰湿容易滋生，而痰湿郁久则会化热而加重病情，给治疗带来很多难点，如湿热郁久，则热郁湿中，不易散发出来，湿热交蒸导致高烧。

我给他开了一个清热祛湿的处方，高烧很快退了。我的学生建议他赶快做手术，但他说自己已年老体弱，不愿做手术，再加上我用中药为他治好了拖了半个月之久的高烧，坚持要我用中医给他治疗胆结石。虽然他高热已退，但因他体内元气虚弱，中气不足，排石无力，我用益气健脾排石法为他治疗，既能扶其正气，兼以排石。

胆结石，主要跟体内肝胆疏泄不通，脾运功能失调有关。肝与脾需要相互协调合作，肝疏泄顺畅，气也不会郁结、湿热也不会堆积，更不会煎灼成石。中医治疗胆结石的药都是寒性的，清热祛湿效果虽好，却很容易伤脾阳，因此，在治疗胆结石的同时要注意益气健脾。经过一段时间的调理，他胆内的结石已经完全排出。这7年来，我一直都会打电话问他的情况，目前，他的体质已经好转，胁痛再也没有复发，胁下也没有能摸到的包块，而且还一直在坚持工作。

轻度的胆结石，可以通过食疗来溶解结石。如喝鸡骨草红枣汤来清热解毒，舒胆散结。鸡骨草60克，红枣10枚，加清水3碗煎至1碗，去渣饮用，一日一次。

还可以用玉米须泡茶饮来治疗胆结石，玉米须50克，加水煎汤饮用，可随时随量地喝，它能促进胆汁的分泌，促进溶解排石。玉米须是一味良药，不但能利尿降压降血糖，还能止血利胆。

胆结石这种病如今越来越多地困扰我们的生活，这是由于环境污染、各种高油脂快餐充斥在人们日常生活中，成为影响健康的定时炸弹。尤其是高油脂的食物，很容易促使肝胆出现疾病，精神抑郁，嗜酒过食厚味的人很容易诱发胆结石这类疾病。还是那句话，想要健康，就必须养成良好的饮食习惯。

神清气爽不求人——四招改善头痛症

曹操英雄一世，半辈子受头痛的折磨，急躁的性格以及几次决策失误，也多少与头痛有关。这头一痛起来，让人恨不得撞开脑壳，所以历史上曹操的头痛是华佗用针灸治疗的，而到了小说《三国演义》中，却变成了需要开颅取风涎。

有些头痛的原因容易找到，例如感冒发烧头痛，烧退了，头痛自然止住了。还有一类头痛，往往迁延日久，而到医院作CT、脑电图检查，医生都说结果正常。对于这一类头痛，不可一味使用镇痛剂。镇痛剂虽然能暂时缓解疼痛但很难根除疼痛，所以需要找到病源，治病求本。

滋阴二至乌首汤，阴阳失衡不犯难

人体的精神活动。"不着色象，谓有何有，谓无复存"，说它有，又无法具体指明在哪儿，说它无，又是确确实实存在的。精神活动也有其物质性的一面，它的生理基础就是精与气，所以中医把精、气、血神称为人之三宝，而精与气是外在精神活动的物质基础，所以过度的精神活动也会消耗精、气这些物质。

中医认为肾主藏精，精可生髓，而脑则为"髓之海"，是汇聚之所，我们的整个神经系统交汇于此。

我们平常说"精髓"，这"精"和"髓"都是人体最重要的物质。如果房事不知节制，伤及肾精，以致髓海得不到肾脏精气的充养，脑的髓海就会枯少，导致脑失濡养，就会头痛。这种头痛发作的时候，我们感觉脑中空空地闷痛，缠绵不已。这就是髓海空虚的头痛。

随着年龄的增长，中年后脑细胞逐渐减少，脑萎缩，而脑中髓海不足。加之机体整体阴阳失衡，精神稍有过用则会造成头痛。除时或头痛外，还可见其他的一些症状，如头晕目眩、耳鸣、盗汗失眠、遗精带下等。同时还有手脚心发热，腰膝酸软或肢体振颤等。

治疗可以用"二至首乌汤"来滋养精髓。处方：女贞子、旱莲草、何首乌各12克，桑寄生15克，枸杞子、菟丝子、怀牛膝、双钩藤、炒白术、炒麦芽各9克。

平时也可以喝枸杞钩藤茶，用等量的枸杞子和双钩藤，洗净后用水浸泡半小时，加入适量的水，先煮枸杞半小时，再加入钩藤，煮十分钟即成。用药汤泡绿茶喝。枸杞子能够滋补肝肾以精养髓，用双钩藤平肝阳以镇头痛。

中医讲"善补阴者，当于阳中求阴"。什么意思呢？人体是一个无限复杂的生命体，不是冷冰冰的机器，阴和阳既是互相克制，又是互相化生的。所以我们说"孤阳不生，独阴不长"，这就是"阴得阳生而泉源不竭"。即欲补其精微物质，可先通过增强其机能活动以达到其目的。如果一味补阴，往往适得其反。

我们前面也不断提到，滋补的时候，都要时时注意保护脾胃，脾胃不能吸收的补药是没用的。补阴的药品，往往阴柔滋腻，不容易吸收，反易碍胃困脾，所以我们还可以做一个菟丝白术粥当早饭。把菟丝子5克，炒白术5克用冷水浸泡半小时，加水2000毫升煮沸20分钟，去渣，把药汤和粳米100克一起熬粥，可以早晚都吃一碗。菟丝子既能补阴，又能助阳，助阳而不燥，补阴而不腻；炒白术能防止补阴药品滋腻伤脾，互相配合，所以效果很好。

自创温阳通络饮，针对晨痛夜晚止

1977年我治疗过一个非常典型的脾肾阳虚头痛病人，他姓张，当时43岁，是一位干部。他的头痛发作起来非常准时，早上七点开始发作，到晚上九点就好了。这位病人自述说头痛已经13年，1973年以来病情加重。发作的时候，脖子以上整个头部都发胀疼痛，连脖子都不敢动。一痛起来，不能看书，不能参加会议，怕发火，只想一个人安安静静地呆着。

我再问他其他有什么不舒服的，他也果然有脾肾阳虚的症状，如食欲不振、小肚子冷痛、腰酸背痛、夜眠多梦易醒等。为了这个头痛病，他也曾四处寻医，全国跑了个遍，中药、西药、针灸、拔罐都试过，但是都没有明显的效果，到点头痛该发作了，吃药也没用，到点该停止了，不吃药它也自然会好。这个头痛就属脾肾阳虚引起的，我用自己创制的方药温阳通络饮给他治疗。处方：太子参、炙黄芪、熟地黄各15克，炒白术、菟丝子、淮山药、当归各12克，川芎9克，川附片（先煎）6克，细辛3克，蜈蚣3条。每日一剂，水煎早晚分服。调理两个月后，所有症状全部消失，困扰了他13年的头痛终于痊愈，浑身轻松地回老家去了。

我们人体的阳气，最根本就是肾阳和脾阳。中医认为脾肾的清阳之气，具有向上轻轻升浮作用以温煦养育头脑耳目。《黄帝内经》说："清阳出上窍"就是这个道理。所以脾肾阳虚之人，清晨之时恰值阳气上升之际，而脾肾阳虚，自无升腾之力，头目清窍失于温养而导致头痛。

头痛为什么会那么准时呢？那是因为人体小环境和自然大环境的阴阳变化非常准时。早上阴气收敛，阳气外露，我们张开双眼，大脑开始高负荷运作，需要大量的能量。但是由于脾肾阳虚，阳气无法驱散阴翳，就像阳光不足无法驱散雾气一样。所以脾肾阳虚的头痛，痛起来是那种沉闷的痛。而到了晚上，阳入于阴，脾肾阳虚的症状就不那么明显了。

对于这类头痛，平时可以喝党参黄芪菟丝茶。用党参10克，黄芪10克，菟丝子10克，洗净后用水浸泡半小时，加入适量的水煮沸半小时，用药汤泡红茶喝。

肝气郁结引头痛，香柴枳术汤来送

还有一种头痛，是由于肝郁气逆造成的。平时如果有了情绪却强行压制下去不让它发泄出来，就很容易导致肝气郁结。郁久则肝气冲逆于头部而引起头痛，这种头痛多表现为胀痛，甚则头痛如裂，头痛部位一般是头两侧或者前额疼痛。同时还会有心烦易怒、失眠多梦的症状。

五行上来说，肝木克土，就是说人体精神因素表现得过于强烈或抑郁难伸，都会造成脾胃升降失调，出现下利或便秘，这种下痢或便秘多因精神紧张，郁怒不畅等精神因素而诱发，所以在上则表现为头痛；中则表现为胃脘停滞；下则表现腹泻或便秘，同时往往伴有食欲不振、打嗝连连、胃痛胃胀的毛病。

1983年我治疗过一位29岁的女士，她在1980年产后第7天开始头痛，先是前额疼痛，然后是头两侧交替疼痛，一直持续了3年，月经前症状加重，同时有恶心呕吐的症状。1981年3月，因为生闷气，突然双目不能视物。西医院诊断为"原田型葡萄膜大脑炎"，吃了一些西药之后视力有所好转，但是依然每天头痛。她平时喜欢一个人生闷气，一生气就胃胀便秘，晚上失眠多梦。

我给她用香柴枳术汤（香附、柴胡、枳壳、白术）调理了3个星期，所有病症都消除了。对于这一类头痛，平时可以用一叶双花散，桑叶4克，菊花4克，玫瑰花4克，沏茶作饮。桑叶、菊花可凉肝疏风，明目止头痛，玫瑰花疏肝解郁，调节情志。

有一句俗话说"男儿有泪不轻弹"，还有一些人性格内向，经常情绪压抑而不宣泄外露。中医讲的肝，有调节情志的作用，主疏泄，厌恶抑郁。有了情绪不发泄出来，就像是把一棵树的树枝和树根都用绳子捆绑起来了，让它无法舒展条达，从中医来说，这就是肝气郁结。所以我认为"唯大英雄能本色"，从养生角度来说更加有道理。调节情志，首先要放宽心胸，但是如果有了情绪，千万不要长期抑郁烦闷，以免伤害了身体。

头脑昏蒙舌头麻，夏蒲礞石汤代茶

脑，是人体最高指挥部。成年人脑重约1500g，仅占体重的2% ~ 3%，但在其进行生理活动时，却占据了由心脏排出血量的20%，脑组织耗氧量占全身消耗氧量的20% ~ 30%。中医认为脑为元神之府，依靠清阳之精气的滋养，才能使头脑思维敏捷，神识正常，对身体各部位传来的信息才能发出正确的指令。但有一种痰湿壅盛之人，阻碍了清阳之气的温养，使痰浊害清，极易染上痰浊上蒙型头痛，脑袋昏昏沉沉的，头痛头重。同时还有胸闷、胃脘饱胀的表现。平时感觉舌头麻木，连说话都说不利索，总感觉有痰堵着。

这种头痛往往平时饮食不节，喜欢吃甘甜肥腻的食品，过量饮酒或者浓茶，导致脾胃运化功能失调，水液代谢异常，淤积体内变生痰浊。阻碍了清气的上升，就像乌云蔽日一样，于是脑袋就昏昏沉沉地痛。

1976年我诊治过一个38岁的朝鲜族干部，犯头痛病已经8年。1969年，他的头部受伤之后，一直头痛，晚上失眠多梦。由家属陪同到北京来治疗，患者体态肥胖，行走不稳，手足颤动，舌头麻木，连话也说不清楚。他的家属也说，他平时喜欢吃肥腻的食品，还爱喝酒抽烟。这种就是痰浊上蒙头痛。他平时的饮食习惯导致痰浊淤积在体内又受外伤的损害造成痰浊瘀血内停，神明不聪，治疗拟以化痰开窍为法则，所以我自拟了夏蒲礞石汤来治疗。他的病情已经比较复杂，一直调理了一个半月才痊愈。

这一类头痛，平时可以用：天麻10克，苡仁30克，陈皮9克，枳实9克，茯苓15克，杏仁9克，煎汁代茶饮，亦可做成粉末剂，每服3克，一日三次。夏蒲礞石汤是我治疗痰浊头痛的经验方。痰浊内生乃脾胃运化失常所致，故方中用白术、云苓、陈皮健脾祛湿，以治生痰之源；《脾胃论》说："足太阴痰厥头痛，非半夏不能疗。眼黑头旋，虚风内作，非天麻不能除。"故用半夏，天麻与上药相配，补虚以治其本；痰浊上蒙清窍，诸症蜂起，故用礞石、菖蒲、远志涤痰开窍以治其标。浊痰久郁有化热之势，佐加黄芩以清其热。诸药相合、共奏健脾祛湿、化痰开窍之功。

冠心病：只要脾胃称心，身体自然如意

每年入夏以来，报纸上和生活中都经常听到有人猝死的消息，他们还很年轻，一个个曾经显赫的名字在生命的黄金时期离世而去，让人感叹生命的脆弱。

80%以上的猝死是由于冠心病造成的，所以冠心病被称作"人类生命第一杀手"。其实冠心病猝死并不是没有先兆的，例如平时容易疲劳，心慌心悸，胸闷、胸背疼痛等，都需要引起人们的警惕。尤其是身体强壮的中青年，往往忽视身体的警告信息。

冠心病虽然是心脏病，但是其病根却与脾胃有着不可分割

的密切关系。很多冠心病病人都会有这样的印象，心绞痛一发作，往往胃部也会疼痛，这就是心脾相关的一个反映。我在20世纪70年代的临床实践中发现，许多冠心病患者在饱餐后、阴雨天或者腹泻时，容易出现心绞痛。我就依据病人的具体症状，用调理脾胃的方法来治疗冠心病，都取得了很好的效果。又经过了20多年的临床验证和不断完善，逐渐形成了成熟的方法。为了验证这一方法的有效性，从1991年到1993年，由广安门医院组织，联合10家省市级医院共同对300例冠心病患者运用调理脾胃法治疗的效果进行了验证，结果显示总有效率为95.3%，而且这种方法对冠心病病人的高血压、高血糖、高血脂也有显着的改善作用，这个项目也获得了国家中医药管理局科技成果二等奖。

引起冠心病的原因很多，天气的寒暑气温变化，饮食失调，情志不遂，年老体虚等，都会引起冠心病，但是胸中的阳气大衰，邪气乘虚而入，痹阻气机则是本病共同的发病机理。胸中的阳气又叫宗气，是心肺功能的总概括。宗气是由肺从自然界吸入的清气与脾胃生成的水谷精微相互结合而成的，宗气的作用之一是帮助心脏推动血液的运行，而脾胃是气机升降的枢纽，人体的各个部分都受到脾胃升降调节，才能正常的运行，所以说，脾胃为宗气之源，血液运行的正常与否，又与脾胃的健运有关。

有些冠心病病人认为只要吃点活血化瘀的中药就行，这是不对的。冠心病的发病部位虽然集中在小小的冠状动脉上，但是从中医的整体观念出发，我们也需要根据不同的体质和发病特点，根据身体不同的"阴阳偏盛偏衰"通过调理脾胃，让身体恢复"中"和"平"。

胸部隐痛，宗气不足

血液从心脏泵出，通过动脉灌溉全身，其中有一分支是灌溉心脏本身的血管，这就是冠状动脉。冠状动脉环绕心脏恰似一顶王冠，冠状动脉管壁出现粥样斑块，管腔狭窄堵塞，形成冠心病。冠状动脉为什么会病变呢？这就要从脾胃中寻找病因。

"宗气"贯注于心脉，帮助心脏运行气血。如果宗气生成不足，则推动血液循环的动力减弱，也会造成血脉瘀滞，同时心脏搏动就无力或者节律失常。宗气不足的根源，又在于"中气"，"中气"指脾气，因为脾胃居身体中央，所以脾气又称中气。如果脾胃薄弱，平日食欲不振，或腹胀不舒，则后天营养物质的化源不足，自然会气力不足，其实过去"气"这个字的繁体写法，即"氣"，说明气的生成是由其中的谷物（米）化生的，因此调脾胃畅化源，自然间接地增强了宗气的作用，即促进了血液循环，可以改善心血瘀阻而引起的胸痛、胸闷、心慌、气短无力、易惊等。

我治疗过的冠心病人中，有将近一半是属于宗气不足，心绞痛发作起来，往往是隐隐作痛，时作时止。平常饭量偏小，说话没有力气。动一动就出汗，活动稍剧则诱发疼痛加重。面色萎黄，容易拉肚子，舌体胖大，有齿痕。治疗的法则就是健运中气。平时可服用一些西洋参，山楂丸或参苓白术散等健脾益气的中成药。

胸部刺痛，血不养心

1986年11月，我治疗过一个赵姓妇女，当时47岁，阵发性胸部隐痛两个月了，西医确诊为冠心病心绞痛，心房纤颤。在医院治疗了两个月，没有效果，就来到我这里就诊。她的左侧胸部隐隐刺痛，呈阵发性，每天发作两三次。平时也感觉胸闷心慌，有时自己感觉心脏剧烈跳动，头晕，容易受惊。同时气短乏力，食量下降，饭后腹部胀满，下午时尤其如此。

她的这个冠心病就是由于气血不足，心失所养造成的。气血不足，在脉道中的运行就不能顺利。一般情况下人们往往会去服用一些活血化瘀、疏通经络的药品，其实是治标不治本的。就像一条河流，水流不足也不会畅通，这个时候只顾疏浚淤泥是没用的。根本的方法应该是"导源江河"，让江河的水量充沛，浩浩荡荡，淤泥自然就无法阻止河水的运行。所以对于这种冠心病，也需要健脾益气，养血安神。气血充足了，营血的运行自然畅通无阻。我对这位妇女的治疗，也是从脾胃入手，用归脾汤加异功散来治疗，效果也令人满意，一个月后她的症状都消失了。

对于气血不足的病人，可调理心脾，用归脾汤加减。药用黄芪、当归、白芍、龙眼肉、枣仁、党参、茯苓、枳壳、生姜、大枣。如舌有瘀点，脉沉涩，瘀血症较明显者，可佐入桃仁、红花、川芎、丹参以养血活血；如血亏日久而致阴血俱虚，症见口干，盗汗，夜间烦热者，前方去黄芪，加麦冬、地骨皮；肾阴不足者，加旱莲草、制首乌、枸杞子等。

雨天胸闷，湿浊蕴结

1976年5月，我治疗过一位贾姓病人，男，51岁。自述一年来经常胸闷气短，胸部出现阵痛，心悸，吃饭不香，每顿只能吃100克，还有恶心欲吐的表现；稍微劳作一下就感到累，浑身无力，这样的症状已经持续一年有余，曾去医院检查，被确诊为冠心病，窦性心动过缓，房室传导阻滞，五天前病情突然加重，就到我这里来就诊。他来的时候自己走路超过100步，心脏就受不了。

他这是属于湿浊蕴结型的冠心病。中医认为体内水液代谢异常，极易引起湿浊蓄积。湿最能阻碍身体中气的运行。就像下雨前，空气湿度高，气压就低，各种气的流动像是停顿了一样。湿浊蕴结在胸口，导致胸中的阳气无法舒展，就会胸闷气短。阴雨天的时候，外界的湿气也重，气压偏低，更会加重病情。

水湿的运化主要是由脾完成的。所以治疗的时候也要从醒脾健运入手。我给他开了药方，主要是健脾、芳香化湿的药。一个多月后，各种症状就消失了，精神矍铄，体力充沛，走路完全不再需要人搀扶。

中医把致病的外因归结为风、寒、暑、湿、燥、火六大类。现代人多处居室内，冬有暖气夏有空调，受其他五类入侵的机会大减，而湿邪独盛。夏天该出汗的时候因为用空调导致汗液挥发不出来淤积体内。酷暑时节，人们贪图冷气，爱喝冷饮，爱吃凉菜。殊不知，久而久之，外则损及体表的卫气，内则寒伤脾胃之阳，导致功能减退，而湿邪独留，阻遏心之阳气，诱发冠心病。

这一类型的冠心病病人，可以随时按摩腹部的上脘、中脘、下脘、神厥、关元、心俞、厥阴俞这几个穴道，对于治疗很有益处。

另外还可以做一个藿荷蔻仁鲫鱼汤。白蔻仁2克，藿香梗3克，荷梗3克洗净，在冷水中浸泡半小时。鲫鱼一条，洗净，清除内脏，与白蔻仁一起放在瓦罐或者砂锅中煲煎半小时。放入藿香梗和荷梗，也可放几片新鲜竹叶，继续煲10分钟即可。鲫鱼能平降胃气，调和脾胃，补益五脏；藿香梗和荷梗配合，能够调理气机升降，很好地达到祛湿效果。再配上白蔻仁和竹叶，对于湿浊蕴结型的冠心病非常有益。

胸背掣痛，胸阳痹阻

还有一种冠心病病人，痛起来是胸背彻痛，胸闷不舒。他们往往体形较肥胖，喉咙中有痰却咳不出来。肢体沉重，发酸发麻，稍微动一动就感觉累。这就属于胸阳不振、痰浊痹阻型的冠心病。中医把人体躯干划分为上、中、下三个区域，胸部称上焦，剑突到脐部，称中焦，而把肚脐到耻骨的区间称为下焦。所谓"焦"指热能，比如上焦胸部，作为一个大的区域，包括心与肺，而胸部作为一个特定部位，具有一定热能，统辖心、肺二脏，是人体阳气汇聚的地方，用中医术语来说胸部是清旷之区，阳气聚会之所，如果人体胸中的热能不足，或因过劳或因外界自然界寒冷气候的刺激，也会诱发血脉收缩，血行瘀阻，而诱发心绞痛，中医把这种类型称之为"胸阳不振"或"胸痹"。在此基础上，如果再加上其他病因，如痰湿秽浊之物，则症型更加复杂。

这种类型的冠心病病人，可以多吃薤白陈皮粥。在药店或者是市场上买一些薤白头和陈皮。煮粥的时候，取薤白头 8 个，陈皮 10 克，粳米 100 克，一起煮粥，也可以加点盐调味。起到温通心阳，改善血流的作用。

心如刀割，寒气上逆

您可能经常听到中医谈到"火"字，其实火有两个概念，一个是生理之火，也称之为"少火"，它是温煦机体维持体温，促进机体各种新陈代谢活动所不可缺少的，即生命之火。另一个是病理之火，称为"壮火"的亢烈之火，它是消耗人体气、血、津液，损害脏腑功能的邪火，如我们常说的胃火、心火、肝火等。

但是维持人体各种生理活动的生命之火，或由于先天体质或生活方式及生活环境的影响或因慢性疾病的消耗，特别是随着年龄的增长，逐渐的衰弱下来，因为火的性质属阳，通常又多称之为"阳虚"，阳虚的人，面色发白而少光泽，手脚容易发冷，身体怕冷而喜温。倦怠乏力，总是缺少精气神。我们平时常说黄鼠狼专咬病鸭子，你越是身体火力不足，外界的寒冷刺激就越容易给你添麻烦，特别是天气骤冷，气温骤降，每每易诱发疾病。所以平素心肾（君火，相火）火力不足的人，机体整体阳气不足，一定要注意避寒就温。因为寒冷的气温也是致病因素之一，可以引起冠状动脉收缩，狭窄，血液凝滞，血行不畅。中医说"血得寒则凝，得温则行"就是这个道理。

在治疗上就要温阳散寒活血通脉，用药就要用温性的药物，除了在用药上，也可以试试其他的一些简单、有效的方法。比如说寒心舒气雾剂，里面含有肉桂、香附等中药成分，具有温通散寒，理气止痛的功效，如果疼痛发作紧急，只要对准舌下喷雾，每次喷 1 ~ 2 下，疼痛便可缓解，当然这只是起到暂缓的作用。

还有就是生韭汁，取生韭或韭菜根五斤，在清水里洗干净，捣成汁饮用，生韭菜具有温阳行气，散瘀解毒的功效。传说刘秀称帝前，在一次逃亡中由于饥饿，就在野地里挖了一些野菜吃，吃后精神大振，一鼓作气打败了敌军，后刘秀称帝，感谢这种野菜的救命之恩，就命名为"救菜"，就这样，"救菜"走进了千家万户，沿袭到后来就变成了谐音的韭菜。

除了用药和我说的一些小办法，好的生活习惯也是非常重要的。无论是哪种症型的胸痛，我们都应该有一套好的、科学的生活习惯。素体阳虚的人，更要重视生活起居，避免寒冷刺激。合理调配饮食，少吃生冷、油腻的食物，多做些户外活动，冬天要多晒太阳。

我们这样做就是对自己负责任。爱自己了，身体才会健康起来，才能更好地奉献社会，享受人生。

找准关键才能根治颈椎病

经常会看到一些人，说话和走路的时候会不自觉地晃晃脖子，手不时地揉按或者是捶打自己的颈部，从这些小小的动作就可以判断出，可能是颈椎病惹的祸。但是在日常生活中，大家很少会在意这些，觉得只是小小的毛病而已，而其实这些症状已经是在警告我们了，严重的话，会有肩部疼痛，肌肉萎缩甚至头晕、突然昏倒等可怕的现症状。

颈椎病起病比较缓慢，除了和年龄有关，主要就是我们生活中不好的习惯引起的，特别是一些从事特定职业的人，比如说经常伏案工作的人，活动很少，再加上不良的姿势，趴着、一只手托腮、一只手拿鼠标等，都容易造成颈椎病的发生。

颈椎病是现代医学的病名，在中医归类于痹症或者是颈椎痛等。我们人体的颈部，是连接头部和躯体的枢纽，就像是交通枢纽，身体的各个阳经经脉和脏腑气血有如来往的车辆，都要经过颈部经络，它是运行气血，传达信息，沟通表里上下的通路，所以颈部枢纽必须保持畅通无阻，如果颈部出现了问题，就会百病丛生。

中医认为，引起颈椎病的原因主要是外感六淫、劳倦内伤、外伤跌仆等。我根据病因，结合典型的症状，来详细的说明一下颈椎病的发生、发展过程及治疗方法。颈椎病的发生，主要和风寒湿邪有关。从经脉来说，每每与太阳经密切相关。我们先了解一下足太阳经循行路线，从眼睛内角出发，经过额头，上于头顶，然后就经过颈部，从背、腰到达小趾外侧。如果太阳经循行于颈部的经脉受到风寒湿邪的影响，或过度疲劳，就可造成该部位经络不通，气血运行不畅，颈部就会出现僵硬、扭转不利等症状。在治疗方法上，就要祛风散寒除湿通络，活血通经。

风寒痹阻，通气血

中医学中有一本初级教材，叫《医学三字经》，其中对疼痛描述说："痛不通，气血壅，通不痛，调和奉。"就是说疼痛的原因最终归结到经脉气血流行的不畅，要想消除疼痛，就要使经脉气血通畅，通则不痛。因此中医对疼痛、麻木等的治疗，并不完全着重在止痛，而重在调和气血，通其经脉，颈椎病或因外伤或因劳损，或因自然老化，都可造成椎体异常，经脉痹阻，而产生沉重麻木疼痛。由于气血不通畅，局部组织难得气血温养，所以常或伴有颈部畏风畏寒的感觉。

治疗本症型的颈椎病，最主要的就是舒筋活络、祛风散寒。这种颈椎病可以通过热敷治疗，用骨友灵搽剂、骨质宁搽剂等外搽疼痛处，并用湿热毛巾盖住，将热水袋放在毛巾上热敷20～30分钟，每天2～3次。对于缓解颈椎病真的很管用，疗效很明显。

除物理治疗外，还有食疗的方法，比如葛根粥，做法很简单，也不浪费时间。取原料葛根、薏米仁、粳米各50克，生姜10克。把这些原料用清水洗净，加水适量，先用大火煮沸，再用小火慢慢地熬成粥，加红糖适量，食用起来味道会可口。其中葛根是一味作用于颈项背肩部的特效药，早在约两千年前的《伤寒杂病论》中既有记载。可以疏通颈部经脉，改善局部血液循环，缓解颈肩、背部肌肉紧张，起到去除疼痛麻木拘挛僵硬的作用。不管是物理治疗还是食疗，效果都很不错，选择其一并且坚持做好，就会收到好的治疗效果。

肝肾不足，先滋补

临床中经常有些头晕目眩的患者，经头部检查却又无异常，病人眩晕欲呕，步履不稳，严重时或有轻度头痛，一般治疗又无效，最终发现却是颈椎病的原因。

这种类型的颈椎病，中医多辨证为肝肾亏虚型。为什么颈椎病又和肝肾联系起来了呢？原来中医认为肝主筋，肾主骨，筋有约束骨骼的作用，肾所生之精，又可化生为髓，以养骨，所以骨骼的连接固定与骨质的强健又多与肝肾功能相关联。肝肾除了主筋主骨之外，还主藏血藏精，如果精血不足，脑失其养，就会出现眩晕耳鸣等头部症状。由于种种原因，特别是随着年龄的增长，肝肾功能逐渐衰退，随之筋腱韧带也变得无力，不能很好地约束骨骼，在重力压迫下，很容易使椎间隙变狭受压，同时，骨质退化，又很易造成骨质疏松、骨质增生。所有这些都可以影响经脉的通利、气血的运行造成颈椎疾病。表现在上，就可见头晕，头痛，失眠、烦躁等，表现在下的即可见腰膝酸软，步行不健，走路不稳。这就是中医为什么把颈椎病与肝肾相连接起来的道理。

在治疗上就要滋补肝肾，强筋健骨，调和气血，疏通经脉。患有此类颈椎病的朋友，平时在饮食上可以有选择地吃些对肝肾有宜益的食物，比如多吃些山茱萸、黑芝麻、木瓜、胡桃肉、何首乌等。可以将其中之一熬粥饮用，也可以同时熬，既可以当做美食又可以治病，一举两得。此外还可以用猪牛的腔骨，适当的放一些葱姜，文火久炖，服用骨髓汤，以补钙增髓健骨。

除了在吃的方面，还有就是多做些保健预防措施。比如按摩法，可以让专业的按摩医生按摩，也可以让家人在医生的指导下进行穴位按摩，取穴风池、缺盆、肩井、肩俞、曲池、手三里、合谷、小海、内关、外关、神门，先用滚法放松肩颈部的肌肉，大约需要5～10分钟，再用拿捏的方法，施治数分钟，其后，再用颈部拔伸的手法，随后可以按揉压痛点，可以根据病情的需要及患者的受力程度进行按摩。

我有一位患者的家属，就很主动地向医生学习按摩的手法，还专门买了张人体挂图学习认识穴位，通过亲身的实践，不仅加快了自己亲人病情好转的速度，自己还学了本事，邻居朋友哪里不舒服了都找他去按几下子。

顺便提醒大家一下，在按摩的过程中，手法要轻柔缓和，不可用力过大，否则不仅使患处疼痛，甚至会起到相反的作用。

气滞血瘀，食牛筋

中医非常重视疼痛病的治疗，一般认为初起暴痛的，大多在经；而疼痛经久治疗不愈，必然会影响到血络造成血脉瘀阻，称之为"久痛入络"，其实由于明显的外伤，交通事故，或如煞车过猛等颈项强烈摆动等，也多属于这一类型。

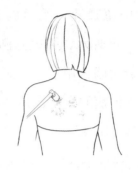

这种血瘀型颈椎病的治疗要着重于活血化瘀，甚至加用破血止痛的三棱，莪术，或虫类药物如全蝎，蜈蚣等合入疏风定痛的方药中。

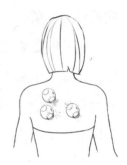

除了服用活血化瘀的药物之外，还可采用七星针叩刺，七星针又叫梅花针，在一般的药店就可以买到，在痛处轻轻地有节奏地叩打，直至皮肤有微微的出血，然后在出血处拔火罐，会有黏稠的、色深的瘀血出来，在规定时间内，用干净的纸巾包住火罐口，去掉火罐，顺势把血擦净。这些都是瘀滞的恶血，流出来可去瘀生新，促进血流循环。

平时饮食习惯也要改善，多吃白萝卜、柑橘、大蒜、生姜、山楂、桃仁、韭菜，洋葱、银杏、柠檬、柚子、金橘等；可以适量饮用葡萄酒、玫瑰花茶、茉莉花茶等。

颈椎病可以是多种疾病的根源，多是退行性病变，且是一个长期、缓慢的发展过程，并非一朝一夕形成。因此在服药的过程中，要做到调理养护和治疗并用，才能拥有健康的生活。

在这里我教大家一个小方法，就是食用山楂牛筋汤。原料是生山楂15克，鸡血藤30克，牛筋250克，姜三片，加水适量，牛筋焯水，强火煮沸后再文火慢慢熬煮2小时，加入适量盐，就可以食用了。

颈椎病的发生，是一个由轻到重，由局部到整体，从经络到脏腑的过程。所以，当我们的身体给我们发出警告的时候，就要特别的注意，不要把它当做小毛病。其实颈椎病是很多大病的前兆，所以对于颈椎病要做好预防、养护和调理。

平时坐姿要正确，坐的时间长了，可以站起来做一些小动作，比如"小燕飞"的动作，首先站好，双脚跐起，身子前倾，双臂向后伸直，双手掌展开，重复几次即可。也可以做体操。工作或者学习之余，也可以做"凤"字操，以颈椎为轴转动颈

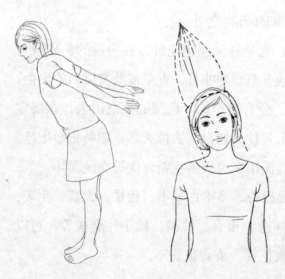

部，想象自己的头就是一支倒立的毛笔，头是笔杆，头发就是笔锋，而天花板就是用来书写的纸，让头发在天花板上写字，头部尽量不要用力，任何一笔都不要忽视，

按笔顺一笔一笔地写，而且字要尽量大一些，让颈部能充分上下左右进行活动。做的时候，还要注意形神合一，可以闭上眼睛，想象天花板上真正写出一个龙飞凤舞的"凤"字，这样才能取得最好的治疗效果。

七种糖尿病，不同汤与饮

什么样的人最容易得糖尿病？一般多以营养过剩，嗜食厚味，脾胃积热，加之工作紧张，体形偏胖的中年以上者为多见。古称"脾瘅"、"消渴"病，多见口中发甜，黏秽不爽等症。糖尿病是一种富贵病，多伴有高血脂、高血压。也是一种吃出来的病，我们的治疗也应从调理脾胃入手。再者，随着时代的变迁，饮食结构的变化，社会变革，竞争的加剧，古今糖尿病的发病与治疗也发生了很大的变化，不可仅持三消旧说而应万证，特别是糖尿病在发展过程中，合并症繁多，因此随证变法，随机应变方为上策。下面谨介绍几例实例，以供参考。

气阴两虚型，滋阴补肾法

有一位67岁的张姓妇女，患糖尿病已经11年，患病7年后又患上心脏病，曾多次住院接受治疗，中药西药没少吃，4年后又因为丈夫的过世心情沉重，情绪极度消沉，使病情加重，就来到我院诊治，被诊断为糖尿病性肾病，慢性肾功能不全。

　　患糖尿病的时间越长，合并肾脏损害的几率就越高，这位患者患病时间久，加上丈夫去世，导致心情过度的忧伤，情绪低落，更会加重糖尿病病情，最终损害肾脏，而她本身就是阴虚的体质，遂成阴津大伤、肾气亏损之证。

　　中医认为"肾主水"，是说肾有对全身水液的调控与排泄的功能，但是由于血中糖分过多，加之高血压、高血脂等造成肾小球动脉硬化，最终使肾功能下降，出现肾不主水的病理变化。同时肾所主藏的精不足，又不能生髓化血，加之蛋白质的流失，形成体质虚弱、病理性糖毒脂浊这些代谢废物在体内积蓄的虚实错杂的局面，所以治疗上既要补虚保肾，又要去除体内积水蓄毒，或补或攻，治无定法，药非一方，须视病情而定。

　　我给她开了养阴清热，滋补肝肾，宁心安神之剂，服药之后再来复诊时，病情大有好转。

　　除了服药外，我还给她一些饮食方面的治疗，比如用鲜芹菜、白茅根各100克，冬瓜500克，赤小豆60克，先将芹菜和冬瓜略加水煮，用白纱布包住取汁，同白茅根、赤小豆一起煮熟服用。该症型患者的病情既矛盾又复杂，矛盾在肾功能损坏，肾不气化，一方面代谢废物不能从小便排出，出现水肿与血中肌酐、尿素氮上升等水毒积蓄，又一方面是肾不气化，而体内水液不能生化成机体可利用的津液。形成既有阴虚津液不足，又有水肿水泛的局面，治疗上单纯利尿消肿则更易伤及阴液，而滋阴药物用多了，又容易影响脾胃功能，加重水湿停聚。

上述这些食品既有利尿消肿，又有生津补阴的作用，可谓一举两得，一箭双雕。

脾肾阳虚型，扁鹊三豆饮

这是脾肾阴阳两虚的表现，在治疗上就要健脾益肾，和胃消肿。肾主水，但除肾外，脾属土，土可制水，说明脾对水液的运送、津液的化生同样起到制约的作用，肾脏一旦出了问题，造成水湿泛滥的水肿，这种水湿过盛，脾不但不能治水，而反为水害，可能出现胃肠症状，如食欲不振，胃部胀满、恶心、呕吐或下痢或便秘等症状。伤了脾胃，消化能力减弱，脾虚运化失职，该升的不升，该降的不降，精微之气不能生化，体力就会进一步下降。

所以对于很多糖尿病人，我都推荐他服用扁鹊三豆饮。扁鹊三豆饮原方中有甘草，"甘能令人满"，对于糖尿病病人并不适合，所以我把它去掉了。做法就是用绿豆、赤小豆、黑大豆各50克，水适量，煮到烂熟，也可以适量食豆或者饮汁，可以当作早饭来吃，也可以当作辅助饮料。

临床运用时，凡糖尿病有或无蛋白尿者，可酌情用之。在这里我也教大家一个自我按摩的方法，双手摩擦肾区、腹部，采用先顺时针按摩30～40次，再逆时针按摩30～40次的方法，左右手交换或同时按摩。最好有微微发热。还有就是穴位按摩法，取手三里、内关、合谷、足三里、阳陵泉、阴陵泉、三阴交、涌泉穴，用大拇指及小鱼际按压、揉动3分钟，力度适合就可以，此类方法不受时间和地点的限制，只要有时间，您都可以随时地做一做。

脾虚胃弱中气不足型，黄山麦之茶

糖尿病是一种慢性生活习惯病，为了控制血糖，降低糖化血红蛋白的数值，人们大多控制食量，控制糖分的摄入或抑制饮食物中糖的分解或吸收，来达到其目的。但是这里有一个矛盾问题，我们知道糖分是补充机体能量的物质，对机体是有益的，摄取一定量的糖分是必需的。而由于胰岛素不足等种种原因，血中糖分不能很好地利用，一方面是血糖数值的增高，而另一方面却是机体可利用的糖分不足。我们控制了糖分的摄取，数值是降下来了，但是人体长期缺乏糖分的利用，热量、能量就会产生不足，出现气短心悸，疲劳乏力，倦怠少食，胃中胀满，手足发冷，身体畏寒等症状。

在治疗上就要健脾益气，行气和胃。在用药的基础上，建议大家在生活中，要养成病前做好预防，病中做好调养，病愈做好保养的生活习惯。

我给大家一些很好用的保养方法，比如经常用黄芪10克，山楂5克，炒麦芽10克，泡水喝。

这里还要再说说糖尿病病人的散步。有的病人我告诉他饭后要散步1小时，他给自己定散步任务，例如要从这里走到公园，再走回来。散步可以走得慢些，但是时间要足。例如有一个病人，他走路快，散步四十分钟就停止了，我就跟他说，你可略增加一些时间。后来他说："我走到五十分钟的时候，我这个胃就开始往下走了，它就不那么满了，胃里不堵了。原来我散步四十分钟，以为就够了。其实我就差十多分钟，前面都走了那么长时间，快见效了，我就不走了。"对于糖尿病病人，我一般建议吃饭后休息20～30分钟，然后散步一个小时，有助于血糖的下降。脾虚胃弱，中气不足型的患者，平素可服用一些西洋参或红参之类补气之品，既可煮水频频少饮，也可放入口中慢慢嚼化，或用黄芪与人参同煮，煎水代茶，或放入食物汤中，二者均可益气健脾改善疲劳，据研究人参、黄芪都具有不同机制的降低血糖作用。

若脾虚便软乏力者，可适当服用中成药，参苓白术散，或补中益气丸之类。

湿浊困脾型，竹笋西瓜皮鲤鱼

中医说脾主湿而喜燥恶湿，说明消化道中的湿多了，反会影响消化道功能，产生一系列的症状。糖尿病人多有口渴欲饮以自救的症状。但是这里就产生一个问题，如果该病人本身脾胃功能虚弱，对水湿吸收代谢能力有限或病人长期饮水过多，就会造成水湿困脾，蓄积胃肠，泛溢肌肤，出现胃脘停滞堵闷，口甜口黏，胃肠中有漉漉的走水声，食欲下降，呕吐，多涎。一方面这种不能很好地吸收利用的水湿停积，另一方面又是机体被吸收可利用的津液的不足，形成越喝越渴的复杂局面。

在治疗上就要祛湿健脾，芳香化浊。除了要对症下药之外，适当的食疗和自我调理也是非常重要的，在这里我给大家说一个很简单的方法，就是竹笋西瓜皮鲤鱼汤。

首先我们取鲤鱼一条，鲜竹笋250克，西瓜皮200克，眉豆30克，苡仁30克，红枣3个，生姜3片，然后把竹笋削去硬壳和老皮后，切成片状，用清水浸泡1日；眉豆、生苡仁及去核的红枣水洗后，浸泡一会儿；鲤鱼去鳃、去脏，不用去鳞，洗净；西瓜皮切片状后，全部材料一起放入瓦煲内，加入清水适量，大火煲沸后，改用小火煲约2个小时，调入适量食盐和生油就可以了。捞起鲤鱼、眉豆、生苡仁拌入酱油，也可佐餐用，此汤品可供2～3人用。

中消肺胃燥热型，菠菜根汤能帮您

糖尿病在初期阶段大多表现为上消或中消即脾胃热盛，一般来说糖尿病的典型症状可概括为三多一少，即多食，多饮，多尿而体重减少。而这里的口渴多饮、消谷善饥，多与脾胃蕴热有关，中医认为胃热则消谷，所以总感饥饿而多食，因为胃中有热，同时也多伴有口臭、口干、口渴，牙龈肿胀，或牙龈出血而痛，曾见一糖尿病患者，口臭，气味浓烈。此外因胃热，肠中也多积热，造成大便干燥，便秘难解，反过来又会加重口腔病症，溃疡丛生，疼痛难熬。这种脾热盛的病人还有一个特点，就是皮肤易感染，长疖子容易化脓，所以这类患者，平时不宜吃辛辣、肥甘厚味的食物，吸烟喝酒更要节制。否则就会造成内热，热郁化火，导致胃火亢盛。还有就是心情不好，经常郁郁寡欢，也会郁积化火，使胃火偏盛。所以在治疗上我们就要清胃火，润肺津。

除了用药，我们还要改善我们的饮食，俗话说"病从口入"，如果在饮食方面做得好，再加上平时的保养和锻炼，我相信疾病是不会找上门来的。

我给大家一个很清淡的食疗方法，在做的过程中如果怀着一份愉悦的心情，边做边听一些舒心的音乐，把做饭的过程当做是去完成一件艺术品的过程，感觉就会大不一样。比如这个番薯叶炖冬瓜，在市场上买鲜番薯叶60克，冬瓜100克，猪瘦肉150克，炖煮服用。

还可以做菠菜根汤，平时我们吃菠菜时往往会把根部丢掉，其实菠菜根具有很大的营养价值，取鲜菠菜根100克，鸡内金10克，淮山30克，牛肉150克，同煮服用，每日1次。再有就是双瓜皮花粉汤，取西瓜皮100克，冬瓜皮100克，花粉10克，水煎服，每日2次。

办法简单，取材方便实惠，还可以治病防病，或可供您参考一试。

肝肾阴虚型，女贞子茶

我们人体的60%是水分，大约20%在细胞外液，40%在细胞内液，以濡润皮肤黏膜，脏腑，组织等各部位。可是糖尿病不仅血糖高，尿糖也高，容易造成排尿量增多，久而久之体内水分流失，自然就会出现口干，皮肤干燥，形体消瘦等症状。久之糖尿病由初期的肺胃热盛，使机体不断的消耗而逐渐由实转虚，就形成了肝肾阴虚型糖尿病。

临床多见头晕目眩，失眠多梦，耳鸣等症状；就像植物一样，如果雨水缺乏，不能灌溉树木，枝叶就会出现枯槁，反映在人的病理变化上就会出现口干咽燥，腰膝酸软，自汗盗汗等阴虚症状。我们在弄懂了这些病症的原因之后，自然就知道怎样来调养护理我们的机体了。

除了遵循医嘱服药之外，我们自己也要有自己的一套护理方案，可以用女贞子茶：女贞子15克，葛根10克，芦根15克，决明子10克，加水适量，煮半小时，代茶饮用。

痰瘀互结，自配粉剂

糖尿病是一种慢性疾患，病程长，并发症多，或侵袭视网膜，造成糖尿病视网膜病变，或引发心脑血管疾病。据统计，糖尿病患者病程在5年以上者诱发下肢血管神经障碍的机率很高，甚则发生坏疽。主要是血栓的形成，使血管狭窄、组织坏死造成的。中医称为"瘀血阻络"或痰瘀互结阻络，中医说麻属顽疾（痰），木属死血。因此在治疗上以祛痰通络，活血化瘀为要。

这里我给大家介绍一个小办法，材料是随时都可以见到的，就是丝瓜萝卜汤，做法也是简单得很，取白萝卜150克、丝瓜200克，切成丁块，放入锅内和猪瘦肉100克同煮，煮熟加点调味的材料就可以服用。丝瓜成熟晒干后，其中干燥的瓤称为丝瓜络，具有通行脉络的作用。

此外，可以经常做下肢按摩，以帮助血液循环，日常生活中要避免久坐、久立，而加重下肢血行障碍。治疗中还可以自配一些粉末剂冲服，如水蛭30克，全蝎10克，天麻30克，三棱15克，莪术15克，地龙10克，皂角刺10克，共研为细末，每次服用2～3克，日服2次，白水送下，饭后服用。也可以服二十天后，停一周，再继续用。

前面的几种病症的治疗和自我调理的方法，十分重要。糖尿病患者总以疲劳乏力等气虚为多见，可坚持服用参葛胶囊以缓解疲劳，同时人参葛根都有生津降糖的作用。体质偏胖的人，多为气虚或者痰湿，可以结合自己的情况，加强锻炼，如散步、打太极、练气功等。不要一吃饱饭就坐下来。人常说："饭后百步走，活到九十九。"说的就是这个道理。

在生活中，因为精神过度紧张，或者过于抑郁，常常会导致人体机能失调，出现血压升高，心动过速，糖尿病病情加重等。由此可见，除了用药之外，注意心理养生，科学地安排自己的业余生活也是必须的，比如可以练字、画画、养花、读书、听音乐等，以陶冶情操，使心胸开阔。也可以经常去郊外，看一下开阔的大自然，让自己的心灵更加闲静，使自己对待生活，对待疾病都有一个全新的认识。

现在的很多生活习惯病，多是吃出来的，随着物质生活的丰富，营养过盛，偏食、过食、精食都会造成机体营养成分及某种微量元素的过量或缺乏。进而影响人体的健康。所以改变自己的饮食结构是非常必要的，吃东西要多元化。像糖尿病患者就要多吃燕麦、洋葱、山楂、食醋等食物能帮助脂肪代谢，软化血管。多吃萝卜、山药、苦荞麦、苦瓜、胡桃等食物可以降低血糖。

　　俗话说："十分病，三分治，七分养。"只要患者能与医生密切地配合，在积极治疗的同时，又能改正不良的生活饮食习惯，顺应四季的变化，养护正气，肯定能战胜病魔。